高等职业教育畜牧兽医类专业系列教材

动物寄生虫病防治技术

主　编◎李思琪

副主编◎赵婵娟　王晓艳

参　编◎陈亚强　李龙娇　罗永莉
　　　　万　向　吴有华　杨庆稳

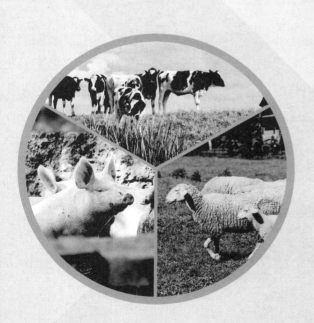

DONGWU
JISHENGCHONGBING
FANGZHI JISHU

北京师范大学出版集团
BEIJING NORMAL UNIVERSITY PUBLISHING GROUP
北京师范大学出版社

图书在版编目(CIP)数据

动物寄生虫病防治技术/李思琪主编. —北京:北京师范大学
出版社,2020.12
(高等职业教育畜牧兽医类专业系列教材)
ISBN 978-7-303-26405-6

Ⅰ. ①动… Ⅱ. ①李… Ⅲ. ①动物疾病—寄生虫病—防
治 Ⅳ. ①S855.9

中国版本图书馆 CIP 数据核字(2020)第 199796 号

营销中心电话	010-58802181 58805532
北师大出版社科技与经管分社	www.jswsbook.com
电 子 信 箱	jswsbook@163.com

出版发行:北京师范大学出版社 www.bnupg.com
        北京市西城区新街口外大街 12-3 号
        邮政编码:100088
印   刷:北京京师印务有限公司
经   销:全国新华书店
开   本:787 mm×1092 mm 1/16
印   张:11
字   数:235 千字
版   次:2020 年 12 月第 1 版
印   次:2020 年 12 月第 1 次印刷
定   价:29.80 元

策划编辑:华 珍 周光明   责任编辑:华 珍 周光明
美术编辑:刘 超   装帧设计:刘 超
责任校对:赵非非 黄 华   责任印制:马 洁

前　言

　　动物寄生虫病对养殖业危害性较大，除了造成养殖动物大批发病，引起动物生产性能下降，还有部分寄生虫病为人畜共患病，会危及人体健康。因此，掌握动物寄生虫病的防治技术，对畜牧业的健康发展和保障人民食品安全有着重要意义。

　　动物寄生虫病的防治技术分为动物寄生虫学和动物寄生虫病学两部分内容。要想了解动物寄生虫病，必须要先了解寄生虫的种类、形态、繁殖方式等。所以，动物寄生虫病学是一门包含一般生物学和兽医学内容的综合性学科。它以研究动物各种寄生虫及其引起的疾病为主要内容，涉及病因学、症状学、病理学、药理学和免疫学等，故在学习之前需具备相关的基础知识。

　　本书分为五个学习情境共二十一个项目，内容包括动物寄生虫基础知识、动物寄生虫病基础知识、动物蠕虫病防治技术、动物外寄生虫病防治技术和动物原虫病防治技术。本书在不改变现有教学体制的前提下，在每个学习情境末均设计了典型的临床技能训练，以我国实际发生的寄生虫疾病作为重点阐述，满足学生与岗位实际对接，旨在让学生带着问题进行学习，启发学生学习的主动性和创新思维。本书既注重寄生虫的基础知识，又适当反映国内外学科发展的最新内容，具有很强的实用性和可操作性。书中每个学习情境都设有学习目标、本章小结、复习与思考等部分。本书编写的总原则是"创新、科学和实用"，做到既反映动物寄生虫病的现有成就和发展趋势，又把握好学生应掌握的专业知识和业务技能，使本书的知识体系、深度、广度适合现阶段高职学生教学的需要。

　　本书具有以下特点：

　　第一，全书以国内常见寄生虫病作为主要阐述，简明易懂。编写立足较成熟的理论和技术，并简要介绍了能体现发展趋势和方向的新理论和前沿技术，在内容上体现当代知识更新的特点。

　　第二，针对养殖业发展的现状和未来的趋势，重点介绍了伴侣动物、猪、家禽、反刍兽、马属动物正在流行的寄生虫病和人畜共患的寄生虫病，注重环境卫生和公共卫生意识，并充分与临床实际对接，使教学内容直接服务于生产和社会需要。

　　第三，在内容的编排上以项目教学为主，与实际岗位相对接，由浅入深，首先简单阐述了寄生虫的基本概念、基础理论、诊断技术和用药分类；其次依据寄生虫的分类，分别介绍了各种动物包括猪、反刍动物（牛、羊、骆驼）、家禽（鸡、鸭、鹅）、伴侣动物（狗、猫）和马属动物的各类寄生虫病以及传播病原的节肢动物。

　　第四，本书注重启发性和理论联系实际的原则，文字精练，深入浅出，图文并茂；对于难以理解和掌握的寄生虫形态和生活史内容，精选插图，直观形象地说明相关理论。

　　本书由李思琪担任主编，并负责统稿。全书编写分工如下：学习情境一由李思琪、赵婵娟编写，学习情境二由李思琪、杨庆稳、罗永莉编写，学习情境三由吴有华、万向、王晓艳、罗永莉编写，学习情境四由陈亚强编写，学习情境五由李思琪、李龙娇编写。在此，对各位编者的付出致以最诚挚的谢意。

由于编者知识水平所限，加之时间仓促，书中难免存在不足之处，恳请广大读者不吝指正。

编　者

目 录

学习情境一
动物寄生虫基础知识

●●●● **学习任务单**

学习情境一	动物寄生虫基础知识
布置任务	
学习目标	知识点：1. 掌握寄生虫与宿主的基本类型、概念和意义； 　　　　2. 了解寄生虫的分类和生活史。 技能点：1. 能识别各种寄生虫属于的类型； 　　　　2. 能识别各种宿主的类型； 　　　　3. 能知道各种寄生虫的生活史类型。
任务描述	1. 掌握寄生虫与宿主的基本类型及概念； 2. 掌握寄生虫与宿主的相互关系； 3. 了解寄生虫的分类及生活史类型； 4. 明确寄生虫完成生活史的必要条件。
提供材料	1. 汪明. 兽医寄生虫学（动物医学专业用）[M]. 3 版. 北京：中国农业出版社，2004. 2. 宋铭忻. 兽医寄生虫学[M]. 北京：科学出版社，2018. 3. 德怀特鲍曼. 犬猫常见寄生虫病的诊断与治疗图谱[M]. 北京：中国农业科学技术出版社，2017. 4. 路燕. 动物寄生虫病防治[M]. 2 版. 北京：中国轻工业出版社，2017. 5. 丁丽. 临床寄生虫检验[M]. 武汉：华中科技大学出版社，2017. 6. 张西臣. 动物寄生虫病学[M]. 4 版. 北京：科学出版社，2017.
对学生要求	1. 以小组为单位完成任务，体现团队合作精神； 2. 严格遵守消毒制度，防止寄生虫之间的人畜传播； 3. 严格遵守操作规程，避免事故发生； 4. 严格遵守实验纪律，爱护实验器材。

续表

学习情境一	动物寄生虫基础知识
布置任务	
资讯方式	通过资讯引导：①观看视频；②到本课程精品课网站和图书馆查询；③问任课老师。
资讯问题	1. 什么是寄生虫？它与宿主的关系是什么？ 2. 什么是宿主？它与寄生虫的关系是什么？ 3. 自然界动物共生的方式有哪几种？ 4. 什么叫作寄生模式？ 5. 按不同的因素划分，寄生虫可分为哪些类型？了解不同类型寄生虫有何意义？ 6. 按寄生虫发育过程阶段划分，宿主可分为哪些类型？了解不同宿主类型有何意义？ 7. 什么叫寄生虫的生活史？ 8. 寄生虫的生活史分为哪几种类型？
资讯引导	1. 在信息单中查询。 2. 进入动物寄生虫病精品课程网站查询。 3. 在相关教材和网站资讯中查询。

项目一　寄生虫与宿主

任务一　寄生的定义

自然界的生物不仅种类繁多，而且彼此间存在着复杂的关系。生物间两两长期生活在一起，或暂时地生活在一起，这种关系被称之为共生。共生根据二者间利害关系的不同，又可分为偏利共生、互利共生和寄生。

(1)偏利共生：亦可称为共栖，指两种生物在一起生活时，一方受益，而另一方无损害亦无受益。例如，寄生在各种软体动物身上的藤壶，借助于软体动物的运动而捕食，但对软体动物没有伤害。

(2)互利共生：指两种生物一起生活，双方互有裨益。例如，寄生在牛、羊的胃中的纤毛虫和牛、羊的关系，牛、羊为纤毛虫提供居住的场所、营养和保护，而纤毛虫可分解纤维素，帮忙牛、羊提高对纤维素的消化利用。

(3)寄生：指两种生物一起生活，一方受益一方受损。受益一方称为寄生物；受损一方则称为宿主。这种结合常伴随着宿主的疾病过程，甚至导致宿主的死亡。在此种关系中，假如寄生物为动物，则为我们通常所说的寄生虫。

另外，在自然界中还存在着一种与寄生完全不同的生活方式，为肉食动物的一种生活方式，我们把它称之为掠夺。掠夺与寄生之间的主要区别表现为：①肉食动物为生存而摄取其捕获物的整个身体或肢解其身体某些部分，在这个过程中常常会导致对方致死，且发生时间短；而寄生虫寄居在宿主的体内或体表，在寄生过程中摄取宿主的部分物质，有时会使宿主发病或死亡，且发生时间较长。②二者间对比差距大，一般来说肉食动物的身体比它们要捕获的对象要强大很多，且肉食动物的繁殖能力低于捕获对象，二者各自独立生活；而寄生虫则相对比与宿主来说要弱小很多，且繁殖能力远远高于宿主，个体数量也比宿主多很多。因此，肉食动物依赖其捕获对象的生存方式与寄生虫依赖其宿主的方式，二者之间存在着本质的区别。

任务二　寄生虫与宿主的类型

一、寄生虫的类型

由于寄生虫与宿主，在形成寄生生活的长期过程中，各种复杂的因素使寄生虫与宿主间类型呈多样性。

1. 按宿主选择性划分

(1)专性寄生虫：只在某一特定的宿主身上寄生，而对别的动物不感染。

(2)多宿主寄生虫：某种寄生虫具有一定的宿主范围，不存在严格的宿主的选择性，具有"流动性"。

2. 按寄生时间划分

(1)暂时性寄生虫：只在需求食物与宿主短暂接触，大部分时间都可自由生活。

(2)永久性寄生虫：长时间的，亦或终生寄生在宿主体，离开宿主则不能独立生存。

3. 按寄生部位划分

(1)外寄生虫：在宿主的体表或表皮内暂时或永久性生活。

(2)内寄生虫：寄生部位为宿主的内部器官或组织内，一般为永久性的寄生虫。

4. 按是否存在中间宿主划分

(1)土源性寄生虫：其发育史中不需中间宿主就可完成寄生虫的整个发育过程。

(2)生物源性寄生虫(又叫间接发育型寄生虫)：其发育史中需要中间宿主才能完成由一个世代到下一个世代的传播发育过程。

二、宿主的类型

根据在寄生虫发育过程中宿主所起的作用类型，可将宿主分为以下几种类型。

(1)终末宿主：寄生虫成虫或有性繁殖阶段寄生的宿主。

(2)中间宿主：寄生虫的幼虫或无性繁殖阶段寄生的宿主。

例如，肝片吸虫幼虫寄生在椎实螺的体内，成虫则寄生在牛、羊的胆管内。因此，椎实螺为肝片吸虫的中间宿主，而牛、羊则是肝片吸虫的终末宿主。再如，弓形虫在人、犬和家畜体内进行无性繁殖，而有性繁殖阶段则在猫的体内进行。因此，猫是弓形虫的终末宿主，而人、犬和家畜则是其中间宿主。

(3)补充宿主：某些寄生虫在幼虫期发育阶段需要两个中间宿主，前期幼虫所需宿主称之为第一中间宿主，后期幼虫所需宿主称之为补充宿主或第二中间宿主。

例如，寄生在牛、羊的胆管胆囊内的矛形双腔吸虫，终末宿主是牛、羊，而前期幼虫从毛蚴到尾蚴阶段寄生于陆地螺体内，后期幼虫囊蚴寄生在蚂蚁体内，故称陆地螺为其第一中间宿主、蚂蚁为其补充宿主。

(4)保虫宿主：发生在多宿主寄生关系中，一部分宿主经常被寄生，另一部分宿主虽然也可被寄生，但不那么普遍存在的，因此，后者常被称之为保虫宿主。

例如，日本分体血吸虫可寄生于人和牛，但是站在人的寄生虫流行病学的角度上来看，牛则是日本分体血吸虫的保虫宿主，因此我们强调的概念，应用相对观念来进行认识。

（5）贮藏宿主：又可称之为传递宿主，指处于感染期幼虫进入非常规寄生的动物体内，并在这个动物体内长期存活，但不进行发育、繁殖，同时保持着对宿主的感染力。

例如，比翼线虫，主要寄生在野鸟和家禽的气管中，而其卵在感染阶段是既可以感染鸟类，同时也可以进入软体动物、蚯蚓暂时寄居，而通过鸟类对这些动物的啄食再次感染鸟类。那么对于这类宿主我们一般称之为传递宿主。

项目二 寄生虫的生活史

任务一 寄生虫的生活史

一、寄生虫的生活史类型

寄生虫的生长、发育和繁殖的全部过程，称为寄生虫的生活史。在寄生虫的生活史过程中，可分为若干阶段，每个阶段有不同的形态特征，需要不同的生活条件。寄生虫的生活史大体可分为以下两种类型。

（1）直接发育型：这种寄生虫完成生活史不需要中间宿主，母体排出的虫卵或幼虫到体外后发育到感染期可直接感染人或动物。由于不需要中间宿主，也叫作土源性寄生虫。例如，蛔虫、蛲虫等。

（2）间接发育型：又称为生物源性寄生虫，成长阶段中必须在中间宿主内寄生，幼虫在中间宿主体内发育到感染期后再感染动物和人，例如，旋毛虫、猪带绦虫等。

图 1-2-1 所示为寄生虫生活史示意图。

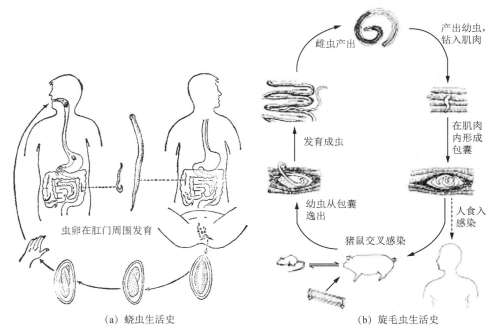

（a）蛲虫生活史   （b）旋毛虫生活史

图 1-2-1 寄生虫生活史示意图

二、寄生生活的建立及条件

宿主被寄生虫感染需要具备一定的条件，二者间方能建立寄生关系。首先，要有适合寄生虫寄生的宿主存在；其次，二者之间存在着接触的机会，并且感染的途径恰好是此类寄生虫所必需的。总地来说，寄生虫完成整个生活史，以下三个条件缺一不可。临床上预防寄生虫的感染、爆发也可从这三个方面入手。

(1)适宜的宿主：若寄生虫没有适宜的宿主，不能在其中生长发育，最终会走向死亡。这是建立生活史的前提。例如，土耳其斯坦鸟毕吸虫的尾蚴虫，能够钻入人的皮肤引起皮炎，但是却不能进一步的生长发育，最后只能在侵入部分死亡。而它们如果进入特异性的终末宿主(如牛、羊等动物体内)，则会沿着循环系统进入肠系膜静脉中寄生，完成寄生生活的建立。

(2)具有感染性的阶段：在周围的环境中须存在对该宿主具有特异性感染的寄生虫，并且此类寄生虫处于感染阶段。畜牧学上为了防止寄生虫在感染期感染动物，可实行轮牧。

(3)适宜的感染途径：每种寄生虫均有特定感染宿主的途径，进入体内后移行到寄生部位，再生长发育繁殖。而在此之前，若没找对适宜的感染途径，很容易被宿主机体的免疫系统祛除。

任务二　寄生虫的分类及命名规则

一、寄生虫的分类

寄生虫也为动物，也属于动物界，所以分类和动物界分类是一致的。最基本单位是种，相互关系密切的种同属一个属，关系密切的属同属一个科，依此类推，分别包含在目、纲、门等各分类阶元下。在各阶元之间还有一些"中间"阶元，如亚门、亚纲、亚目、亚科、亚属、亚种或变种等。

寄生虫分类的目的主要是为了弄清各种寄生虫的亲缘关系，以及它在分类系统中的位置。目前寄生虫分类以形态学、解剖学为主要基础。

与动物疫病有关的寄生虫主要有隶属于扁形动物门的吸虫纲、绦虫纲；线形动物门的线虫纲；棘头动物门的棘头虫纲；节肢动物门的蛛形纲、昆虫纲；环节动物门的蛭纲；原生动物界的原生动物门等，具体分类如图1-2-2所示。

临床上习惯将吸虫纲、绦虫纲、线虫纲、棘头虫纲的寄生虫统称为蠕虫；蛛形纲、昆虫纲的寄生虫称为节肢昆虫(外寄生虫)；原生动物门的寄生虫称为原虫。由它们所致的寄生虫病分别称为动物蠕虫病、动物外寄生虫病、动物原虫病。

二、寄生虫的命名

1758年，瑞典人林奈提出了动植物命名统一规则——双名制命名法。其中规定每一种动植物的科学名由两个拉丁字母或拉丁化文字组成，前为属名，用主格单数名词，第一个字母大写；后为种名，用名词或形容词，第一个字母小写；在后用命名人和命名年代(论文正式发表的年份)。

寄生虫的命名同样遵循这一规则：属名＋种名＋命名人＋命名年代。

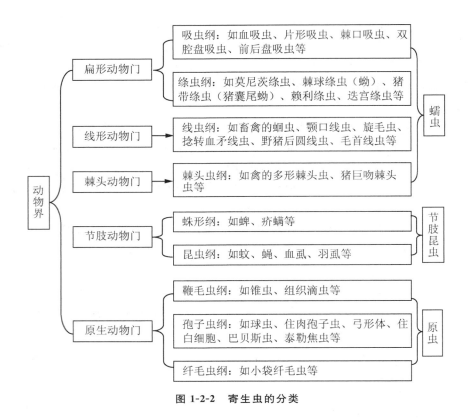

图 1-2-2　寄生虫的分类

项目三　技能训练

任务一　蠕虫类寄生虫的识别观察

将寄生虫标本给予同学们自行观察，教师边讲解边举例，然后对学生分组提问，判断所观察标本是否为寄生虫，是哪类寄生虫；并了解这类寄生虫完成整个生活史的条件。

一、吸虫的识别

吸虫的形态均有以下特点：

(1)背腹扁平，两侧对称；多呈叶状或舌状，有的呈圆形、圆柱状、梨形或线状等。

(2)一般为乳白色、淡红色或棕色。

(3)通常有两个肌质杯状吸盘——口吸盘和腹吸盘，腹吸盘位置不定或缺失而只有一个吸盘。

(4)生殖孔常位于腹吸盘前缘或后缘，排泄孔位于虫体末端，无肛门，劳氏管开口于虫体背面。

吸虫成虫大小形态比较，如图 1-3-1 所示。

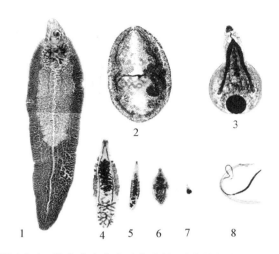

图 1-3-1　吸虫成虫大小形态比较(引自管复春，2003)

1. 巨片形吸虫　2. 卫氏并殖吸虫　3. 人拟腹盘吸虫　4. 华枝睾吸虫
5. 麝猫后睾吸虫　6. 支双腔吸虫　7. 横川后殖吸虫　8. 日本血吸虫

二、绦虫的识别

绦虫的形态均有以下特点：

(1)大多绦虫成虫呈现带状，由体节构成，分为节片状，且只含有一个头节和一个颈节。

(2)绦虫中绦期幼虫在宿主中生长外表皆包裹一层包囊，其中还有囊液。

绦虫成虫大小形态比较，如图 1-3-2 所示。

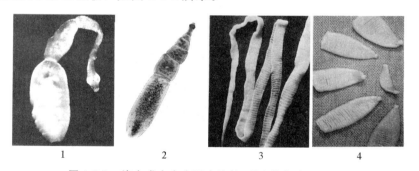

图 1-3-2　绦虫成虫大小形态比较(引自管复春，2003)

1. 细粒棘球绦虫　2. 节片戴文绦虫　3. 大裸头绦虫　4. 莫尼茨绦虫

三、线虫的识别

线虫的形态均有以下特点：

(1)一般为两侧对称，呈圆柱形或纺锤形。

(2)前端钝圆，后端尖细，可分为头、尾、背、腹和两侧。

(3)均为雌雄异体，且雄虫小、雌虫大，雌虫尾部较直，而雄虫尾部较弯曲。

线虫旋毛虫雌雄形态比较，如图 1-3-3 所示。

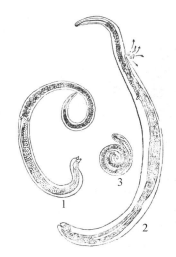

图 1-3-3　线虫旋毛虫雌雄形态比较

1. 旋毛虫雄虫　2. 旋毛虫雌虫　3. 旋毛虫幼虫

任务二　吸虫中间宿主识别观察

将吸虫类的宿主(如螺类、鱼类、虾类等)给学生自行观察,并了解吸虫类的生活史,同时掌握该种动物为吸虫的中间宿主、补充宿主还是终末宿主,并讲出在宿主体内进行生活史的发育过程。

一、吸虫的发育过程

吸虫的发育过程,如图 1-3-4 所示。

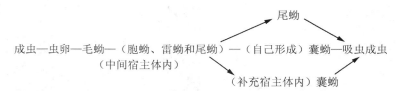

图 1-3-4　吸虫的发育过程

二、主要中间宿主

吸虫的发育过程需要两个中间宿主:

(1)补充宿主为昆虫、甲壳类、软体动物,在第一中间宿主体内有两代胞蚴,子胞蚴直接发育成尾蚴(无雷蚴),如前殖科、双腔科、棘口科、鸮形科(杯尾属)、短咽科的吸虫。

(2)补充宿主为鱼类、蛭和虾类,在第一中间宿主体内有胞蚴、雷蚴和尾蚴,如后睾科、鸮形科(异幻属)的吸虫。

吸虫中间宿主的形态,如图 1-3-5 所示。

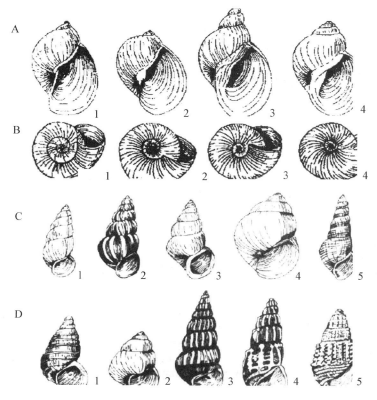

图 1-3-5　吸虫中间宿主的形态

A. 1. 椭圆萝卜螺　2. 卵萝卜螺　3. 狭萝卜螺　4. 小土蜗
B. 1. 凸旋螺　2. 大脐圆扁螺　3. 尖口圆扁螺　4. 半球多脉扁螺
C. 1. 泥泞拟钉螺　2. 钉螺指名亚种　3. 钉螺闽亚种　4. 赤豆螺　5. 放逸短沟蜷
D. 1. 中华沼螺　2. 琵琶拟沼螺　3. 色带短沟螺　4. 黑龙江短沟螺　5. 斜粒粒螺

●●●●● 复习与思考

1. 名词解释

寄生　寄生虫　宿主　终末宿主　中间宿主　补充宿主　贮藏宿主　保虫宿主　带虫宿主　传播媒介　蠕虫

2. 简答题

(1) 寄生虫有哪些类型?

(2) 宿主有哪些类型?

(3) 寄生虫的发育类型有哪些?

(4) 寄生虫完成生活史所需的三个因素是什么?

学习情境二

动物寄生虫病基础知识

●●●●● **学习任务单**

学习情境二	动物寄生虫病基础知识
布置任务	
学习目标	知识点：1. 了解寄生虫病的重要性； 　　　　2. 掌握寄生虫流行病感染三要素：传染源、传播途径和易感动物； 　　　　3. 掌握寄生虫病的预防与控制措施。 技能点：1. 会使用动物寄生虫病的诊断技术进行诊断； 　　　　2. 会根据诊断的寄生虫合理使用药物治疗。
任务描述	1. 掌握寄生虫流行病感染的三要素，制定综合防治措施； 2. 掌握养殖场常见寄生虫病的诊断方法； 3. 合理选药并制定养殖场常见寄生虫病的治疗方案； 4. 制定养殖场常见寄生虫病的预防措施； 5. 寄生虫病的诊断方法主要有流行病学调查、临床症状观察、实验室病原检查、剖检诊断、治疗性诊断等，在实际应用时根据具体情况和要求选用某种或几种结合使用。
提供材料	1. 汪明. 兽医寄生虫学(动物医学专业用)[M]. 3 版. 北京：中国农业出版社，2004. 2. 宋铭忻. 兽医寄生虫学[M]. 北京：科学出版社，2018. 3. 德怀特鲍曼. 犬猫常见寄生虫病的诊断与治疗图谱[M]. 北京：中国农业科学技术出版社，2017. 4. 路燕. 动物寄生虫病防治[M]. 2 版. 北京：中国轻工业出版社，2017. 5. 丁丽. 临床寄生虫检验[M]. 武汉：华中科技大学出版社，2017. 6. 张西臣. 动物寄生虫病学[M]. 4 版. 北京：科学出版社，2017. 7. 秦建华. 动物寄生虫病学[M]. 北京：中国农业大学出版社，2013.

续表

学习情境二	动物寄生虫病基础知识
布置任务	
对学生要求	1. 以小组为单位完成任务，体现团队合作精神； 2. 严格遵守消毒制度，防止寄生虫之间的人畜传播； 3. 严格遵守操作规程，避免事故发生； 4. 严格遵守实验纪律，爱护实验器材。
资讯方式	通过资讯引导：①观看视频；②到本课程精品课网站和图书馆查询；③问任课老师。
资讯问题	1. 寄生虫会引起哪些疾病？ 2. 患寄生虫病的病畜有哪些临床特征？ 3. 动物寄生虫病该如何诊断？有哪些注意事项？ 4. 动物寄生虫病该如何治疗？动物抗寄生虫药该如何选用？ 5. 如何制定动物寄生虫病的防治措施？有哪些注意事项？ 6. 动物寄生虫病有哪些传播途径？了解传播途径有何意义？ 7. 传染源和易感动物在寄生虫流行感染中有何作用？ 8. 常见的驱虫药有哪些？如何合理选用驱虫药？
资讯引导	1. 在信息单中查询。 2. 进入动物寄生虫病精品课程网站查询。 3. 在相关教材和网站资讯中查询。

项目一　宿主与寄生虫的相互作用

寄生虫与宿主的相互作用，主要包括寄生虫对宿主的危害关系及宿主对寄生虫的影响两个方面。

一、寄生虫对宿主的作用

寄生虫寄生于宿主，在宿主体内移行、生长发育和繁殖的过程中会对其机体产生多种危害作用，这种危害是多方面的，也是极其复杂的，主要表现在以下几方面。

(一)夺取营养

寄生虫在宿主体内或体表寄生，为了自身的生长繁殖，需要夺取宿主大量营养，这是二者之间最本质的关系。随着寄生虫寄生数量越多，夺取营养越多，宿主自身无法获得营养，从而出现生长发育不良、贫血、消瘦、衰弱、生产性能降低等。

寄生虫种类的不同，寄生部位的不同，夺取营养的方式也因虫而异，如寄生在胃肠道内的寄生虫，若具有消化器官的(如吸虫、线虫等)，会通过口摄取宿主半消化或消化的食糜，经消化器官进行消化和吸收；无消化器官的寄生虫(如绦虫、棘头虫等)，则通过体表摄取营养物质。而寄生在肝脏或其他器官的寄生虫会以宿主的体液、被破坏的组织作为营养来源。还有一些寄生虫(如钩虫、日本分体吸虫等)，主要以吸血为主。

（二）机械性损伤

寄生虫寄生在宿主体内产生的机械性刺激，可使宿主的器官、组织受到不同程度的损害，导致损伤、炎症、出血、堵塞、穿孔、破裂、挤压、萎缩等。导致损伤的方式主要有以下几种。

（1）固着：寄生虫利用吸盘、小钩、小棘、口囊、吻突等器官，固着于寄生部位，对宿主造成损伤，甚至引起出血和炎症。如钩虫引起的小肠黏膜糜烂出血，动物出现排血便。

（2）移行：寄生虫从进入宿主，到找到合适的寄生部位会不停移行。移行过程中，在组织器官内形成虫道，破坏了所经过器官或组织的完整性，对其造成严重损伤。如肝片形吸虫进入牛羊消化道后，幼虫经门静脉或穿过肠壁从肝脏表面进入肝脏，移行到达肝脏胆管，引起肝实质的损伤和出血。

（3）压迫：某些寄生虫在宿主体内不断增大，严重压迫周围组织器官，造成组织萎缩和功能障碍。如寄生于动物和人体的棘球蚴初期较小，后期可达 5～10 cm，从而压迫肺脏或腹腔器官，引起动物呼吸障碍，甚至死亡。还有些寄生虫虽然体积不大，但由于寄生在宿主的重要器官，也因压迫而引起严重疾病，如囊尾蚴寄生于人或动物的脑和眼部等。

（4）阻塞：寄生于消化道、呼吸道、实质器官和腺体的寄生虫，常因大量寄生而引起阻塞，如猪蛔虫引起的肠阻塞和胆道阻塞等。

（5）破坏：寄生在宿主组织细胞内的原虫，在繁殖中大量破坏组织细胞而引起严重疾病，如双芽巴贝斯虫破坏红细胞引起动物贫血等。

（三）毒素损伤

寄生虫发育过程中排出的代谢产物和分泌物及虫体死亡崩解时释放出的体液对宿主均有毒性作用，引起组织损害或免疫病理反应。如日本血吸虫的尾蚴钻入皮肤时，死亡的幼虫和分泌的代谢产物这一类异物型抗原，会导致动物机体致敏，表现尾蚴性皮炎；莫尼茨绦虫的代谢产物会引发牛、羊"脑炎"，出现转圈行为。

（四）继发感染

一些寄生虫侵袭或侵入宿主时，往往引起其他继发感染，主要表现如下。

（1）接种病原微生物：某些昆虫叮咬动物时，将病原微生物注入动物体内，这亦是昆虫的传播媒介作用，如某些蚊虫传播日本乙型脑炎，某些蜱传播脑炎、布鲁氏菌病和炭疽杆菌病等。

（2）携带病原：某些蠕虫在感染宿主时，将病原微生物或其他寄生虫同时携带到宿主体内，如蜱虫带入双芽巴贝斯虫、鸡异刺线虫带火鸡组织滴虫等。

（3）协同作用：大量寄生虫寄生时，会降低宿主自身抵抗力，促进传染病发生，使致病作用增强。例如，移行期的猪蛔虫幼虫，为猪霉形体进入猪肺脏创造了条件而发生气喘病；犬感染蛔虫、钩虫和绦虫时，比健康犬更易发生犬瘟热。

二、宿主对寄生虫的作用

宿主对寄生虫的作用，主要是阻止寄生虫寄生的防御反应，机体会对寄生虫产生免疫应答，影响（抑制）寄生虫的寄生、生长、发育及繁殖，杀灭和排出已侵入的虫体，主要表现为自然抵抗力、获得性免疫。

宿主对寄生虫的防御反应往往受品种、性别、年龄、健康状况及饲养管理方式和条件等的影响。宿主在全价营养和良好的饲养条件下，抵抗力就较强；幼龄动物免疫功能低下，对寄生虫则易感。并且宿主的自然抵抗力还建立于宿主对某些寄生虫的生理上的不敏感性，与二者间的适应程度有着密切的关系。随着寄生虫的感染数量、致病力、寄生时间及宿主本身的各种因素改变而发生变化。

三、寄生虫与宿主的相互作用

寄生虫对宿主的影响是对宿主的损害，同时宿主产生不同程度的免疫力并设法将其清除。它们相互之间的作用，一般贯穿于从寄生虫侵入宿主、移行、寄生到排出的全部过程，其结果一般可归纳为以下三类。

（一）完全清除

宿主清除了体内的寄生虫，临诊症状消失，宿主具有了一定抗体，对再感染获得一定时间的抵抗力。这是个理想状态，临床上一般实现不了。

（二）带虫免疫

这在感染中是极为普遍的现象。宿主自身或经过治疗清除了大部分寄生虫，仍有部分寄生虫未能清除，感染处在低水平状态，但仍获得了一定的抗体，对再感染具有相对的抵抗力，并且寄生关系可维持相当长时间，此时宿主不表现感染症状。

（三）机体发病

当宿主抵抗力较低时，宿主不能阻止寄生虫的生长或繁殖；当寄生虫数量或致病性达到一定强度时，宿主即可表现出临诊症状和病理变化而发病。

总之，寄生虫与宿主的关系异常复杂，任何一个因素均不是孤立的，也不宜过分强调，寄生虫与宿主之间关系的维持是综合因素促成的结果。

项目二　动物寄生虫流行病学

任务一　寄生虫流行病感染因素

一、感染源

凡是寄生有某种寄生虫的终末宿主、中间宿主、补充宿主、保虫宿主、带虫宿主及贮藏宿主等都称为感染源。病原体（虫卵、幼虫、虫体）通过这些宿主的排泄物或分泌物（如粪、尿、痰、血液等）不断排出体外，污染外界环境。然后经过发育，经一定的方式或途径转移给易感动物，造成感染。例如：猪 $\longrightarrow$ 粪便 $\overset{\text{虫卵}}{\longrightarrow}$ 猪。

感染源体内的寄生虫在生活史的某一发育阶段可以主动或被动、直接或间接进入另一宿主体内继续发育。例如：猪 $\longrightarrow$ 猪肉 $\overset{\text{囊尾蚴}}{\longrightarrow}$ 人。

二、寄生虫病的感染途径

感染途径是指病原从感染源感染给易感动物所需要的方式。其可以是某种单一途径，也可以是由一系列途径所构成。寄生虫的感染途径因其种类不同而异，主要包括表 2-2-1 所示几种途径。

表 2-2-1   寄生虫病的感染途径

感染途径	感染源	部位	感染对象
经口	多数寄生虫(如蛔虫等)	口腔(采食、饮水)	人或其他动物
皮肤	钩虫、血吸虫等	皮肤(伤口)	人或其他动物
接触感染	蜱、螨、虱等	皮肤	人或其他动物
传播媒介	节肢动物(如血液原虫、心丝虫等)	皮肤(叮咬、吸血)	人或其他动物
胎盘	弓形虫等	胎盘	人胎儿或其他动物胎儿
感染源本身	猪带绦虫等	病畜本身	人或其他动物

三、易感动物

动物的营养、品种、年龄、体质、卫生条件、饲养管理等因素与寄生虫病的流行密切相关。营养不良、体质较差的牛、羊,寄生虫的感染率高、感染强度大,这种现象在消化道线虫尤为明显。一般来讲,幼龄动物受寄生虫的危害较大,发病率和死亡率均较高,成年动物多为带虫者。卫生条件差、饲养管理不良的养殖场,易造成寄生虫病的暴发。一般外来品种,或从外地刚引进的家畜,进入某种寄生虫病的疫区,由于没有抗体存在则易发病。如从外地引进的新品种牛进入环形泰勒虫病疫区,在疾病流行时则无一幸免,而且死亡率高。而当地的土种牛,即使发病,症状也轻微。

任务二   寄生虫病的预防与控制措施

寄生虫的流行主要受地理位置、气候、自然环境、传播媒介、中间宿主及人不科学的行为和生活习性等影响。寄生虫的防治工作必须以寄生虫病的种类和流行情况为研究基础,实施综合性防治措施,才会有较好成效。综合防治措施的制定需以寄生虫的发育史、流行病学与生态学特征为基础。因为寄生虫有复杂的生活史,某些寄生虫病的流行与人类的卫生习惯、经济状况、畜牧业的饲养条件、牲畜屠宰管理措施、畜产品贸易中的检疫情况等有着密切的关系,所以寄生虫病的防治是一个极其复杂的事情。总的来说,主要有以下三方面。

一、控制和消灭感染源

养殖场应有计划地进行定期预防性驱虫,即根据寄生虫病的流行规律,在计划的时间内预防性地投药。驱虫是综合防治中的重要环节,通常是用药物杀灭或驱除寄生虫;从而达到杀灭或驱除宿主体内或体表寄生虫,使宿主康复,或杀灭寄生虫而减少了病原体向自然界的散布,对非寄生虫感染的患畜起到预防作用。

依据当地寄生虫病流行病学的调查,赶在虫体成熟前驱虫,防止性成熟的成虫排出虫卵或幼虫对外界环境的污染。采取"秋冬季驱虫",有利于保护畜禽安全过冬;同时外界寒冷不利于大多数虫卵或幼虫存活发育,可以减轻对环境的污染。

驱虫应在专门的、有隔离条件的场所进行,驱虫后排出的粪便应统一集中,用"生物热发酵法"进行无害化处理,防止污染环境。

二、切断传播途径

在掌握寄生虫传播流行规律的基础上，因地制宜、有针对性地阻断它的传播过程。搞好环境卫生是减少或预防寄生虫感染的重要环节，既可减少宿主与感染源接触的机会，又可利用粪便发酵杀灭外界环境中的病原体、虫卵、幼虫、中间宿主或媒介。

利用寄生虫的某些流行病学特点来切断其传播途径，避免寄生虫的感染。例如，绵羊某种线虫发育到感染性阶段所需时间为 7 天，那么可将绵羊群在第 6 天转移到新的牧场放牧；原来的牧场可以放牧马，因为绵羊的线虫不感染马。若绵羊线虫的感染幼虫只能保持感染力一个半月，那么可将绵羊群在一个半月后赶回牧场，从而避免寄生虫的感染。

控制寄生虫的中间宿主和媒介较为困难，可利用它们的生活习性加以回避。例如，羊莫尼茨绦虫和马裸头绦虫的中间宿主是地螨，地螨畏强光，怕干燥，潮湿和草高而密的地带数量多，黎明和日暮时活跃。据此可采取回避措施，以减少绦虫的感染。

三、保护易感动物

实行科学化养殖、加强饲养管理、保持饲料全价，使动物能获得足够的氨基酸、维生素和矿物质，增强畜禽体抗病能力；合理放牧，减少应激，使动物能获得舒服而有利于健康的环境，精心护理孕畜和幼畜，提高易感动物对寄生虫病的抵抗力。

寄生虫病的免疫预防尚不普遍，总体上还处于研究阶段。蠕虫病中，牛肺线虫的致弱苗使用历史较长；牛血吸虫病的致弱苗尚处于试用阶段。原虫病中，鸡球虫有强毒苗和致弱苗；兔球虫有个别虫种的早熟减毒苗；牛泰勒原虫和巴贝斯原虫也都有致弱虫苗或裂殖体胶胨细胞苗的应用。近几年，还有几种基因工程苗进入了临床应用或中试，如微小牛蜱、细粒棘球绦虫、猪囊虫、鸡球虫等的基因工程重组苗。

项目三　动物寄生虫病诊断技术

动物寄生虫病的诊断不仅是治疗病畜禽的依据，而且也是掌握当地各种寄生虫病流行情况、进行药物驱虫试验所必需的手段。寄生虫病一般可根据流行病学资料的分析、临床症状的观察或结合尸体剖检做出初步诊断，如若在剖检时发现大量的虫体则可做出确诊。

病原体检查是寄生虫病最可靠的诊断方法，在粪便、组织、血液等样品中检查到虫卵或虫体便可确诊。但有寄生虫，并不一定就患寄生虫病。当寄生虫数量较少时，一般不引起明显的临床症状，如鸡球虫、牛羊消化道线虫等；有些条件性致病性寄生虫，在动物机体免疫功能正常的情况下也不致病。因此，寄生虫病的确诊，除了检查病原体外，还应在流行病学调查研究基础上结合流行病学资料、临床症状，通过实验室检查，查出虫卵、幼虫或成虫，以及病理剖检等综合考虑。

任务一　寄生虫流行病学调查

寄生虫病要在动物群体中流行，必须要具备流行的三个环节。寄生虫病的发生，往往是由于忽略预防措施所造成的。因此，首先要了解周围环境中是否存在与寄生虫病有关的流行因素，是否有相应的中间宿主、贮藏宿主或媒介昆虫等。其次要对发病的养殖场和动物种群进行详尽的病史调查，了解该场历次发生过哪些疾病，同时详细询问发病动物的品种、年龄、来源、饲养管理方式、发病季节、发病率、死亡率、饲料转化率等。此外还要询问本次是否进行过药物治疗，药物的种类、剂量疗程是否准确等。寄生虫病的发生与外界环境有着密切的联系，因此要了解当地的气候、水土、植被情况等。对所获资料，去伪存真，去粗取精，抓住要点，加以全面分析，从而做出初步诊断。同时需统计感染率（检查的阳性患畜禽与整个被检畜禽的数量之比）和感染强度（反映宿主遭受某种寄生虫感染数量大小的一个标志，有平均感染强度、最大感染强度和最小感染强度之分），在充分统计和综合分析的基础上，得出所发生的可能寄生虫病，为进一步诊断提供依据。

任务二　动物临床症状诊断

寄生虫病是一种慢性消耗性疾病，与其他疾病的临床表现存在一定差异，需仔细观察临床症状、分析病因、寻找线索。多数寄生虫病只引起患畜禽出现贫血、消瘦、幼畜生长发育不良等共同症状，无特异性症状可供确诊，如仔猪感染蛔虫病时，初期最为常见的表现就是咳嗽、体温升高等。但有的寄生虫病也具有典型的临床症状，如多头蚴病、疥螨病、双芽巴贝斯虫病、卡氏住白细胞虫病、球虫病等。因此，在临床诊断时，应以群体为单位仔细观察临床症状并分析病因，为下一步采用其他诊断方法提供依据。

任务三　动物病理剖检诊断

病理剖检诊断是死后诊断所采取的方法，包括病理剖检及组织病理学检查。这是确诊寄生虫感染最可靠、最确实的方法。剖检时按动物寄生虫学剖检程序做系统的观察和检查，并详细记录病变特征和检获的虫体。根据剖检结果找出具有特征性的病理变化，经综合分析后做出初步诊断；如果能找到相应的虫体即可做出确诊。对于某些组织的寄生虫病来说，特别要结合组织病理学检查，发现典型病变和各发育阶段的虫体即可确诊。例如，诊断旋毛虫病时，可根据在肌肉组织中发现的包囊而确诊。如果对某种寄生虫病的诊断在流行病学和临床症状已经掌握了一些线索，那么根据初诊的印象做局部的剖检。例如，如果在临床症状和流行病学方面怀疑为肝片吸虫病时，可在肝脏胆管胆囊内找出成虫或童虫，进行确诊。

任务四　寄生虫病实验室诊断

绝大多数寄生虫病，由于临床症状缺少特征性，因此，仅仅依靠流行病学调查和临床症状很难做出肯定的诊断，所以，在很大程度上寄生虫病的诊断依赖于实验室检查，这是诊断寄生虫病的重要手段。实验室诊断主要采集畜禽的粪、尿、血液、骨髓、脑脊液及分泌物和有关病变组织检查病原体（虫卵、幼虫和成虫）。常用的方法有粪便检查法（包括虫卵检查法、幼虫培养法、毛蚴孵化法等）、血液涂片法、分泌物及组织液检查法和体表外寄生虫检查法等，必要时也可将病原体液接种实验动物，然后从实验动物体检查虫体或病变而建立诊断。

一、粪便学检查

由于蠕虫大部分寄生于消化道，它们的虫卵、幼虫和某些虫体或虫体片段通常和粪便一同排出，因此，粪便检查法是诊断蠕虫病的主要方法。此外，与消化道连接的器官(如肝、胰)或呼吸道中的寄生虫,其所产出的虫卵,通过消化液或吞咽痰液进入消化道,因此,也可以在粪便见其虫卵或幼虫。禽类,泌尿生殖器官内的寄生虫排出的虫卵等,同样出现在粪便中。检查时,粪便要新鲜,一般应是新排出的,这样可以使虫卵保存固有的状态,有时可直接由动物直肠采粪。盛粪便的容器要干净,防止交叉污染。

(一)粪便内蠕虫虫卵检查法

粪便内蠕虫虫卵检查法分为直接涂片法、漂浮法、沉淀法和尼龙筛兜淘洗法。检查时,粪便要新鲜,这样可以使虫卵保存固有的状态,有时可直接由动物直肠采粪。另外,盛粪便的容器也要干净,防止交叉污染。

1.直接涂片法

直接涂片法是检查虫卵的最简单方法,但如果粪便中虫卵数量少时则不易查到。

直接涂片法的操作方法如下:

(1)取 1～2 滴清水,滴于载玻片上;

(2)用牙签挑取黄豆大小的粪便与载玻片上的清水混匀;

(3)除去较粗的粪渣;

(4)将粪液涂成薄膜,薄膜的厚度以透过涂片隐约可见书上的字迹为宜;

(5)盖上盖玻片,置于低倍镜下检查。

直接涂片法示意图,见图 2-3-1。

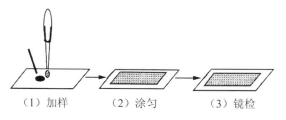

（1）加样　　（2）涂匀　　（3）镜检

图 2-3-1　直接涂片法示意图

注意事项:

(1)涂片的厚薄以在载玻片的下面垫上有字的纸时,纸上的字迹隐约可见为宜。

(2)该法简便、易行、快速,适合于虫卵量大的粪便检查,但对虫卵含量低的粪便检出率低,故此法每个样品必须检查 3～5 片。

(3)检查虫卵时,先用低倍镜顺序观察盖玻片下所有部分,发现疑似虫卵物时,再用高倍镜仔细观察。

2.漂浮法

漂浮法是利用比重比虫卵大的溶液稀释粪便,将粪便中的虫卵浮集于液体表面。本法常用来检测比重较小的虫卵,如线虫和绦虫卵和球虫卵囊等。常用的漂浮液为饱和盐水溶液、饱和硫酸镁溶液、饱和蔗糖溶液等。

漂浮法的操作方法如下:

(1)取粪便 10 g;

(2)加饱和盐水 100 mL;

(3)用玻璃棒搅匀,通过 60 目铜筛过滤到另一胶杯中;

(4)静置 30 min；

(5)用直径 5～10 mm 的铁丝圈，与液面平行接触以蘸取表面液膜，抖落于载玻片上，加盖玻片检查。

漂浮法示意图，见图 2-3-2。

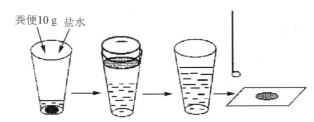

（1）加粪便及盐水　（2）过滤　（3）静置30 min　（4）取样镜检

图 2-3-2　漂浮法示意图

注意事项：

(1)饱和盐水漂浮法漂浮时间为 30 min 左右较为适宜。

(2)漂浮液必须饱和，盐类的饱和溶液须保存在不低于 13℃ 的环境。

(3)除饱和盐水漂浮液以外，饱和硫酸锌溶液、饱和蔗糖溶液也可选用。

(4)漂浮法检查多例粪便时，应避免相互污染，否则影响结果的准确性。

(5)若用载玻片直接蘸取溶液，静置滤液的容器应选用口径相当较小的类似三角瓶的器皿，如经济实惠的青链霉素瓶。

(6)如用载玻片或盖玻片蘸取虫卵，则使用的载玻片或盖玻片一定要干净无油腻，否则难以蘸取。

3. 沉淀法

沉淀法常用于检查粪便中比重大于水的吸虫卵、棘头虫卵等。

沉淀法的操作方法如下：

(1)取粪便 5 g；

(2)加清水 100 mL；

(3)玻璃棒搅匀，用 60 目筛过滤到另一胶杯中；

(4)静置 30 min；

(5)倾去上层液，保留沉渣；

(6)加水混匀；

(7)再静置 30 min；

(8)倾去上层液，保留沉渣；

(9)如此反复操作直到上层液体透明，最后倾去上层液；

(10)吸取沉渣检查。

沉淀法示意图，见图 2-3-3。

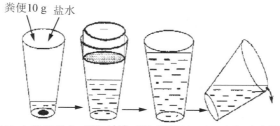

（1）加粪便及水（2）过滤（3）静置30 min　（4）去上清
（5）重新加水→（6）重复步骤（3）（4）两三次→（7）吸沉渣镜检

图 2-3-3　沉淀法示意图

注意事项：

（1）注意此法粪量少，一次粪检最好多看几片，以提高检出率。

（2）可将离心沉淀法和漂浮法结合起来应用。如可先用漂浮法将虫卵和比虫卵轻的物质漂起来，再用离心沉淀法将虫卵沉下去；或者先用沉淀法使虫卵及比虫卵重的物质沉下去，再用漂浮法使虫卵浮起来，以获得更高的检出率。

4. 尼龙筛兜淘洗法

尼龙筛兜淘洗法适用于宽度大于 60 μm 的球虫卵囊。

尼龙筛兜淘洗法的操作方法如下：

（1）取粪便 5～10 g；

（2）加水搅匀；

（3）通过 40 或 60 目铜筛过滤；

（4）滤下液再通过 260 目尼龙筛兜过滤；

（5）在尼龙筛兜中继续加水冲洗，直到洗出液变清为止；

（6）挑取 260 目尼龙筛兜中的粪渣抹片检查。

注意事项：

此法适用于宽度大于 60 μm 球虫卵囊。因通过 260 目尼龙筛兜过滤、冲洗后，直径小于 40 μm 的细粪渣和可溶性色素均被洗去而使虫卵集中。

（二）粪便内蠕虫幼虫检查法

粪便内蠕虫幼虫检查法分为幼虫分离法、幼虫培养法和毛蚴孵化法等。

1. 幼虫分离法

幼虫分离法可用于在体外粪便内就被孵化成幼虫的寄生虫病检查。如反刍兽网尾线虫的虫卵在新排出的粪便中已变为幼虫，类圆线虫的虫卵随粪便排出后很快即孵出幼虫。对粪便中幼虫的检查最常用的方法有贝尔曼法和平皿法。

（1）贝尔曼法

贝尔曼法主要用于肺线虫病，可从粪便中分离出肺线虫的幼虫，建立生前诊断。

贝尔曼法的操作方法如下：

①取粪便 15～20 g，放在漏斗内的金属筛上；

②漏斗下接一短橡皮管，管下再接一小试管；

③加入 40℃ 温水至淹没粪球为止；

④静置 1～3 h；

⑤拔取底部小试管，吸取管底沉淀物，进行镜检。

贝尔曼幼虫分离装置示意图，见图 2-3-4。

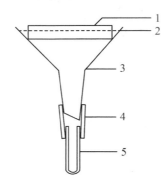

图 2-3-4   贝尔曼幼虫分离装置示意图（引自孔繁瑶，1997）

1. 铜丝网筛   2. 水平面   3. 玻璃漏斗   4. 乳胶管   5. 试剂管

注意事项：

①若是检查组织器官材料，应尽量撕碎。但检查粪便时，则将完整粪球放入，不必弄碎，以免渣子落入小试管底部，镜检时不易观察。

②温水必须充满整个小试管和乳胶管，并使其浸泡住被检材料（使水不致流出为止），中间不得有气泡或空隙。

③为了静态观察幼虫形态构造，可用酒精灯加热或滴入少量碘液，将载片上的幼虫杀死后进行观察。

（2）平皿法

平皿法特别适用于球状粪便。

平皿法的操作方法如下：

①取粪便 3～10 个；

②放于培氏皿或表面玻璃上；

③加少量 40℃温水；

④10～15 min 后移去粪球；

⑤将留下的液体在低倍镜下检查。

2. 毛蚴孵化法

毛蚴孵化法的原理是将含有血吸虫卵的粪便在适宜的温度条件下进行孵化，等毛蚴从虫卵内孵出来后，借着蚴虫向上、向光、向清的特性，进行观察，做出诊断。本法主要用于诊断血吸虫病。

（1）常规沉孵法

常规沉孵法的操作方法如下：

①取新鲜粪便 100 g，置 500 mL 容器内；

②加水调成糊状，通过 40～60 目铜筛过滤至另一个容器内；

③加水至九成满，静置沉淀 30 min；

④之后将上清液倒掉，再加清水搅匀，沉淀 20 min；

⑤如此反复 3～4 次；

⑥最后将上述反复淘洗后的沉淀材料加 30℃的温水置于三角烧杯中，瓶口用中央插有玻璃管的胶塞塞上(或用搪瓷杯加硬纸片盖上倒插试管的办法)，杯内的水量以至杯口 2 cm 处为宜，且使玻璃管或试管中必须有一段漏出的水柱；

⑦放入 25～35℃的温箱中孵化；

⑧30 min 后开始观察水柱内是否有毛蚴；如没有，以后每 1 h 观察 1 次，发现毛蚴，即可停止观察。

(2)棉析毛蚴孵化法

棉析毛蚴孵化法的操作方法如下：

①取粪便 50 g，反复淘洗或尼龙筛兜淘洗；

②将粪渣移入 300 mL 的平底孵化瓶中，灌注 25℃的清水至瓶颈下部；

③在液面上方塞一薄层脱脂棉，大小以塞住瓶颈下部不浮动为宜；

④再缓慢加入 20℃清水至瓶口 1～3 mm 处，如棉层上面水中有粪便浮动，可将这部分水吸去再加清水，然后进行孵化。

棉析毛蚴孵化法装置示意图，见图 2-3-5。

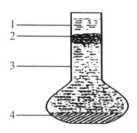

图 2-3-5　棉析毛蚴孵化法装置示意图(引自秦建华、李国清等，2005)

1. 水平面　2. 棉花　3. 浊水层　4. 粪渣

注意事项：

①被检粪便务必新鲜，不可触地污染；洗粪容器不宜过小，免得增加换水次数，影响毛蚴早期孵出。

②换水时要一次倒完，避免沉淀物翻动。如有翻动，须等沉淀后再换水。

③孵化用水一定要清洁，自来水须放置过夜脱氯后使用，所有与粪便接触过的用具，须清洗后再沸水烫泡，方可再用。

④多畜检查时，须做好登记，附好标签，避免混乱。

(三)粪便内蠕虫虫体检查法

在消化道内寄生的绦虫常以孕节排出体外，此外，有时一些蠕虫的虫体由于受驱虫药的影响或超敏反应而排出体外。粪便内的节片和虫体，其中较大型者，通过肉眼观察即可发现，然后可用镊子或挑针挑出。对较小的，应先将粪便收集于盆(桶)内，加入 5～10 倍清水，搅匀，静置沉淀，而后倾去上清液，重新加入清水，搅拌沉淀，反复操作，直到上清液清澈为止。最后将上清液倾去，取沉渣置大玻皿内，先后在白色和黑色背景上，以肉眼或借助放大镜寻找虫体；发现虫体或孕节时，用挑针或毛笔挑出供检查。

(四)粪便内原虫检查法

1. 球虫卵囊检查法

一般情况下,采取新排出的粪便,采取饱和盐水漂浮法或直接涂片法检查粪便中的卵囊。当需要鉴定球虫的种类时,可将浓集后的卵囊加 2.5% 的重铬酸钾溶液,在 25℃ 温箱中培养,待其孢子形成后,对孢子化卵囊进行观察。

2. 隐孢子虫卵囊检查法

采用饱和蔗糖溶液漂浮法收集粪便中的卵囊。因隐孢子虫卵囊很小,需用放大至 1 000 倍的油镜观察。

还可采用改良抗酸染色法检查。其操作方法是:①取粪样 10～15 g,加 5 倍自来水搅匀,60 目尼龙筛过滤,将滤液涂片,自然干燥;②滴加改良抗酸染色液第一液(碱性复红 4 g,95% 酒精 20 mL,石炭酸 8 mL,蒸馏水 100 mL)于经固定的滤液膜上,5～10 min 后水洗;③滴加第二液(98% 浓硫酸 10 mL,蒸馏水 90 mL)5～10 min 后水洗;④滴加第三液(0.2 g 孔雀绿,蒸馏水 100 mL)1～2 min 水洗,自然干燥后以 10×100 倍油镜观察。

二、血液涂片检查

寄生于动物血液中的锥虫、梨形虫和住白细胞虫,一般可采血液涂片检查。牛、羊、猪和兔一般选用耳静脉,禽类选用翅静脉。

(一)涂片

(1)采血部位用酒精棉球消毒,再用消毒针头采血,滴于洁净的载玻片一端;

(2)另取一块边缘光滑的载玻片,作为推片。先将此推片的一端置于血滴的前方,然后稍向后移动,触及血滴,使血均匀分布于两玻片之间,形成一线;

(3)推片于载玻片形成 30°～45°,平稳快速向前推进,使血液循接触面散布均匀,即形成血薄片;

(4)抹片后,自然干燥,滴加甲醇固定。

(二)染色

1. 姬姆萨染色

血片经甲醇固定后,放置姬姆萨使用液 15～30 min(过夜效果更好),取出后,用洁净的水冲洗,自然干燥后,油镜镜检。

姬姆萨染液制备方法:取市售姬氏染色粉 0.5 g,中性纯甘油 25.0 mL,无水中性甲醇 25.0 mL,先将染色粉置研钵中,加少量甘油充分研磨,再加再磨,直到甘油全部加完为止。将其倒入 60～100 mL 的棕色小口试剂瓶中;在研钵中加少量的甲醇以冲洗甘油染液,冲洗液仍倾入上述瓶中。再加再洗再倾入,直至甲醇用完为止。塞紧瓶塞,充分摇匀,将瓶置 65℃ 温箱中 24 h 或室温内 3～5 d,并不断摇动,此即为原液。染色时将原液 2.0 mL 加到 100 mL 蒸馏水中,即为染液。

2. 瑞氏染色

取已干燥的血涂片(不需用甲醇固定),滴加瑞氏染液覆盖血膜,静置 2 min,加入等量缓冲液(蒸馏水),用吸球轻轻吹动,使染液与缓冲液充分混匀,放置 5～10 min。倾去染液,然后用水冲洗,血片自然干燥后即可镜检。

瑞氏染液制备方法:以市售的瑞氏染色粉 0.2 g,置棕色小口试剂瓶中,加入无水中性甲醇 100 mL，加塞，置室温内，每日摇 4～5 min，一周后可用。如急需用，可将染色粉 0.2 g 置研钵中，加中性甘油 3.0 mL，充分摇匀，然后以 100 mL 甲醇，分次冲洗研钵，冲洗液均倒入瓶内，摇匀即成。

三、组织液检查

动物患弓形虫病时，生前诊断可取腹水涂片染色，检查其中是否有滋养体存在。收集腹水时，猪可采取侧卧保定，穿刺部位在白线下侧脐的后方（公猪）或前方（母猪）1～2 cm 处，穿刺时局部先消毒，将皮肤推向一侧，针头以略倾斜的方向向下刺入，深度为 2～4 cm，针头刺入腹腔后会感到阻力骤减，而后有腹水流出。有时针头被网膜或肠管堵住，可用针芯消除障碍。取得腹水可在载玻片上抹片，用瑞氏或姬氏液染色后镜检。

四、体表及皮屑的检查

在螨寄生于动物体表或皮内时，由于个体较小，可刮取皮屑，于显微镜下寻找虫体或虫卵。

（一）病料的采集

首先详细检查病畜全身，找出所有患部，然后在新生的患部与健康部交界的地方，这里的螨较多。剪去长毛，取凸刃小刀在体表刮取病料，所用器械在酒精灯上消毒后，使刀刃与皮肤表面垂直，反复刮取表皮，直到稍微出血为止，此点对检查寄生于皮内的疥螨尤为重要。将刮到的病料收集到培养皿或其他容器内，取样处用碘酒消毒，防止散布病原。

而检查蠕形螨时，由于蠕形螨寄生于毛囊和真皮内，检查时先在动物四肢的外侧、腹部两侧、背部、眼眶四周、颊部和鼻部的皮肤上按摩，看是否有砂粒样或黄豆大的结节，如有，则用小刀切开，用力挤压病变部，看到有脓性分泌物或淡黄色干酪样团块时，则可将其挑在载片上，滴加生理盐水 1～2 滴，均匀涂成薄片，上覆盖玻片，在显微镜下进行观察。

（二）病料的检查方法

1. 直接检查法

将刮下物放在黑纸上或有黑色背景的容器内，置温箱中（30～40℃）或用白炽灯照射一段时间，也可用酒精灯灼烧没有刮取物的容器一端，由于温度升高，螨虫从皮屑中爬出，收集爬出的黄白色针尖大小的点状物在显微镜下检查。此法较适用于体形较大的螨（如痒螨）。

2. 显微镜直接检查法

将刮下的皮屑，放于载玻片上，滴加煤油，覆以另一张载玻片。搓压玻片使病料散开，分开载玻片，置显微镜下检查。煤油有透明皮屑的作用，使其中虫体易被发现，但虫体在煤油中容易死亡；如欲观察活螨，可用 10％氢氧化钠溶液、液体石蜡或 50％甘油水溶液滴于病料上，在这些溶液中，虫体短期内不会死亡，可观察到其活动。

3. 虫体浓集法

为了在较多的病料中检出其中较少的虫体，而提高检出率，可采用浓集法。此法先取较多的病料，置于试管中，加入 10％氢氧化钠溶液，浸泡过夜（如急待检查可在酒精灯上煮数分钟），使皮屑溶解，虫体自皮屑中分离出来。以 2 000 r/min 的速度离心 5 min，吸取沉渣检查。

也可采用上述方法的病料加热离心后，倾去上清液，再加入 60％硫代硫酸钠溶液，充分混匀后再以 2 000 r/min 的速度离心 2～3 min，螨虫即漂浮于液面，再取表面溶液检查。

4. 温水检查法

用幼虫分离法装置，将刮取物放在盛有 40℃ 左右温水的漏斗上的铜筛中，经 0.5～1 h，由于温热作用，螨从痂皮中爬出集成小团沉于管底，取沉淀物进行检查。

也可将病料浸入 40～45℃ 的温水里，置恒温箱中，1～2 h 后，将其倾在表玻璃上，解剖镜下检查。活螨在温热的作用下，由皮屑内爬出，集结成团，沉于水底部。

5. 培养皿内加温法

该方法可收集到与皮屑分离的干净虫体，供观察和制作封片标本之用。

将刮取到的干病料，放于培养皿内，加盖。将培养皿放于盛有 40～45℃ 温水的杯上，经 10～15 min 后，将皿翻转，则虫体与少量皮屑黏附于皿底，大量皮屑则落于皿盖上，取皿底检查。若检查到的虫体较少，可以反复进行如上操作。

五、免疫学诊断

免疫学诊断是指利用寄生虫感染动物体后，在整个生长、发育、繁殖到死亡的寄生过程中产生的分泌物、排泄物和虫体死后的崩解产物在宿主体内均作为抗原诱导动物机体产生免疫应答的特性，借助抗原—抗体反应或其他免疫反应来诊断寄生虫病。随着寄生虫免疫学的不断发展，已经有多种免疫诊断技术可用于多种寄生虫病的诊断，如酶联免疫吸附试验、琼脂扩散试验、皮内变态反应、间接荧光抗体试验、单克隆诊断技术、胶体金技术等。但由于寄生虫结构复杂，生活史不同阶段有各不相同的阶段特异性抗原，且一些寄生虫表膜抗原不断发生变异，在临床诊断上免疫诊断依然只作为辅助诊断手段。然而，对于一些只有解剖动物或检查活组织才能发现病原的寄生虫来说（猪囊尾蚴病、棘球蚴病、旋毛虫病、孢子虫病等）免疫学诊断仍是较有效的方法。

六、分子生物学诊断

随着分子生物学的飞速发展，许多分子生物学技术已应用于寄生虫病的诊断和流行病学调查。已在寄生虫学上得到应用的分子生物学技术有聚合酶链式反应（PCR）、DNA 探针技术、核酸序列分析等。这些技术具有灵敏性高、特异性强的优点，为寄生虫病的诊断和寄生虫的系统进化过程的探索和虫株鉴别提供了新的、更可靠的手段。

任务五　临床治疗诊断

在初步怀疑为某种或某类寄生虫的基础上，采用针对一些寄生虫的特效药对畜禽进行驱虫试验，然后观察疾病的临床症状是否好转，或采集畜禽排出的粪便检查是否含有虫体、虫卵或卵囊，从而达到确诊目的。

项目四　驱寄生虫药物的选择及正确使用

根据寄生虫病诊断结果，选择高效、低毒、广谱、价廉、使用方便的驱虫或杀虫药。寄生虫病可分为蠕虫病和原虫病。蠕虫病又分为线虫病、绦虫病和吸虫病；原虫病又分为球虫病、锥虫病、梨形虫病和其他原虫病。常见寄生虫病用药参考可见表 2-4-1。

表 2-4-1 常见寄生虫病用药参考

部位	感染源	疾病	药物分类	药物
体内	线虫	线虫病	抗生素类	阿维菌素、伊维菌素、多拉菌素、依立菌素、越霉素 A、潮霉素
			苯并咪唑类	阿苯达唑、噻苯达唑、芬苯达唑
			咪唑并噻唑类	左旋咪唑
			四氢嘧啶类	噻嘧啶、甲噻嘧啶
			有机磷化合物	敌百虫、哈罗松、敌敌畏
			其他类	哌嗪、乙胺嗪
	绦虫	绦虫病	西药类	氯硝柳胺、硫双二氯酚、吡喹酮、丁萘脒等
			中药类	南瓜子、槟榔碱、仙鹤草酚
	吸虫	吸虫病	抗血吸虫药	吡喹酮、硝硫氰醚、硝硫氰胺、六氯对二甲苯、呋喃丙胺
			驱吸虫药	硫双二氯酚、吡喹酮、硝氯酚、硝碘酚腈、六氯乙烷、三氯苯达唑、海托林
	球虫	球虫病	抗生素类	莫能菌素、盐霉素、马杜霉素、拉沙霉素、山度霉素、甲基盐霉素、海南霉素、磺胺喹恶啉
			其他类	二硝托胺、氨丙啉、硝基二甲硫胺、尼卡巴嗪、地克珠利、托曲珠利、氯羟吡啶、常山酮
	锥虫	锥虫病		喹嘧胺、苏拉明、三氮脒、新胂凡纳明
	梨形虫	梨形虫病		硫酸喹啉脲、双脒苯脲、青蒿素
	滴虫	滴虫病		地美硝唑、甲硝唑、替硝唑
体外	蚊、蝇、虱、蚤、螨虫、蜱、蠓、蚋等		有机磷类	敌百虫、敌敌畏、倍硫磷、皮蝇磷、二嗪农
			拟菊酯类	氧硫磷溴氰菊酯、氯菊酯、胺菊酯、双甲脒
			其他类	氯苯脒、升化硫

在驱虫药的使用过程中，要注意正确合理用药，避免频繁地连续几年使用同一种药物，尽量争取推迟或消除抗药性的产生。

项目五　技能训练

任务一　动物给药驱虫法

1. 药品
左旋咪唑。

2. 实验动物

牛、兔、犬。

3. 方法

(1)灌药法：将左旋咪唑按照千克体重给予不同的动物，打开口腔，直接将药片塞入咽喉处，观察动物情况，若动物出现吞咽反应，即表示已经服下。

(2)拌料或饮水给药法：对于小型动物(如鸡等)或者规模化养殖中，灌药法不太适宜，可以将驱虫药投入饲料或饮水中，观察动物服下情况。

4. 观察排虫情况

在饲喂驱虫药后2天，定时观察动物排泄状态，观察有无虫体排出，并对排出虫体进行消除，防止再次感染。使学生在训练中养成环境维护，防止再次传播的理念。

5. 注意事项

(1)驱虫控制传染源的重要环节，可分为治疗性驱虫和预防性驱虫。预防性驱虫时间多在秋冬季驱虫，效果较好，也可增加为每年两次，春夏季也可以驱虫一次。而鸡上球虫病的祛除是长期的过程，不分季节。此外动物还应该在成熟前进行定期驱虫或妊娠前驱虫。

(2)驱虫后要注意观察动物的排虫情况，尤其在规模化养殖场中，驱虫后一周要密切观察，一旦动物开始排虫，要及时清理干净，防止被其他动物再次吞食。

(3)此外除了可以驱虫进行寄生虫控制以外，现今还可以通过疫苗注射来控制寄生虫传播，如弓形体疫苗。

任务二　动物粪便检查及虫卵观察

动物寄生虫病绝大多数没有典型的临床症状，由于蠕虫大部分生长在消化道或与消化直接或间接相通的器官内，绝大多数虫卵会随粪便排出体外，因此粪便检查法是诊断蠕虫病的主要方法。

1. 实训器材

新鲜动物粪便、清水、显微镜、载玻片、盖玻片、牙签、胶头滴管、烧杯、饱和盐水溶液、量筒、60目铜筛、玻璃棒、烧杯、铁丝圈、显微镜。

2. 检查方法

常用方法为粪便直接涂片法、饱和盐水漂浮法及循序沉淀法(具体操作步骤参考本学习情境项目三任务四的内容)。

3. 结果观察

吸虫卵：多为卵圆形和椭圆形，多数吸虫卵一端具有卵盖，且有多层卵壳，表面光滑，部分表面具有结节和小刺、丝等突出物；内含胚细胞和卵黄细胞，部分含有毛蚴；颜色多为黄色、棕色或灰色。

绦虫卵：圆叶目虫卵呈圆形、近四方形或三角形，不具有卵盖，内含六钩蚴，六钩蚴由两层膜包覆，两层膜之间有液体，明显分离；部分绦虫卵内层膜上形成突起，为梨形器；颜色多为灰色或无色，少数为黄色。假叶目虫卵呈圆形，具有卵盖，内含卵细胞和卵黄细胞。

线虫卵：多为椭圆形或圆形，卵壳薄厚不同，表面光滑或具有结节、凹陷等，卵内含有卵细胞或幼虫。

除此以外，粪便中有食物残渣，未消化完全的蛋白质，淀粉颗粒及压片产生的气泡，肠道菌群等，这些都容易和虫卵混淆，应注意区分。要了解虫卵内部具有实质性内容，且多有颜色，折光性差，而以上易混淆的物质都不含内部胚胎结构，折光性较强。图 2-5-1至图 2-5-7 所示分别为牛、羊、猪、马、家禽、猫、犬寄生虫卵。图 2-5-8 所示为易与虫卵混淆的物质。

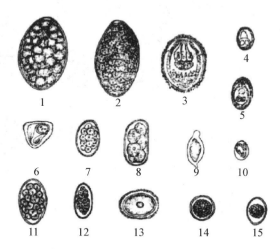

图 2-5-1　牛体寄生虫卵（引自郝桂英，2016）

1. 大片吸虫卵　2. 前后盘吸虫卵　3. 日本分体吸虫卵　4. 双腔吸虫卵　5. 胰阔盘吸虫卵
6. 莫尼茨绦虫卵　7. 食道口线虫卵　8. 仰口线虫卵　9. 东毕吸虫卵　10. 吸吮线虫卵
11. 指形长刺线虫卵　12. 古柏线虫卵　13. 犊新蛔虫卵　14、15. 牛艾美耳球虫卵囊

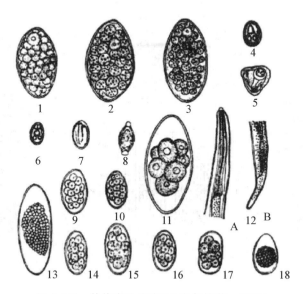

图 2-5-2　羊体寄生虫卵（引自郝桂英，2016）

1. 肝片吸虫卵　2. 大片吸虫卵　3. 前后盘吸虫卵　4. 双腔吸虫卵　5. 莫尼茨绦虫卵　6. 胰阔盘吸虫卵
7. 乳突类圆线虫卵　8. 毛尾线虫卵　9. 奥斯特线虫卵　10. 捻转血矛线虫卵　11. 细颈线虫卵
12. 丝状网尾线虫卵（A 为前端，B 为尾端）　13. 马歇尔线虫卵　14. 毛圆线虫卵　15. 夏博特线虫卵
16. 食道口线虫卵　17. 仰口线虫卵　18. 小型艾美耳球虫卵囊

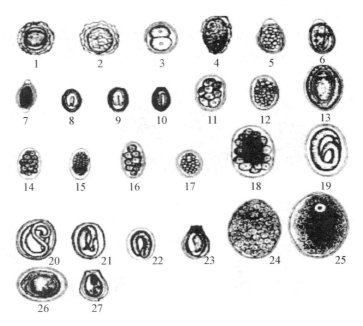

图 2-5-3 猪体寄生虫卵(引自郝桂英，2016)

　1. 蛔虫卵　2. 猪蛔虫卵表面观　3. 猪蛔虫卵蛋白膜脱落分裂至两个细胞阶段　4. 猪蛔虫未受精卵
5. 刚棘颚口线虫卵(新线虫卵)　6. 刚棘颚口线虫卵(已发育虫卵)　7. 猪鞭虫卵　8. 圆形蛔状线虫卵
　(未成熟虫卵)　9. 圆形蛔状线虫卵(成熟虫卵)　10. 六翼泡首线虫卵　11. 结节虫卵(新鲜虫卵)
12. 结节虫卵(已发育虫卵)　13. 猪棘头虫卵　14. 球首线虫卵(新线虫卵)　15. 球首线虫卵(已发育虫卵)
　　16. 红色猪圆线虫卵　17. 鲍杰线虫卵　18. 猪肾虫卵(新鲜虫卵)　19. 猪肾虫卵(含幼虫卵)
20. 野猪后圆线虫卵　21. 复阴后圆线虫卵　22. 兰氏类圆线虫卵　23. 华枝睾吸虫卵　24. 姜片吸虫卵
　　　　　　25. 肝片吸虫卵　26. 长膜壳绦虫卵　27. 截形微口吸虫卵

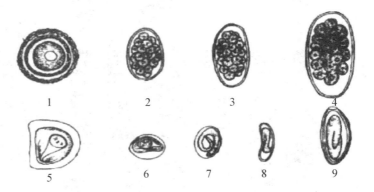

图 2-5-4 马体寄生虫卵(引自郝桂英，2016)

　1. 马副蛔虫卵　2. 圆线虫卵　3. 毛细虫卵　4. 细颈三齿线虫卵　5. 裸头绦虫卵
　　6. 侏儒副裸头绦虫卵　7. 韦氏类圆线虫卵　8. 柔线虫卵　9. 马尖尾线虫卵

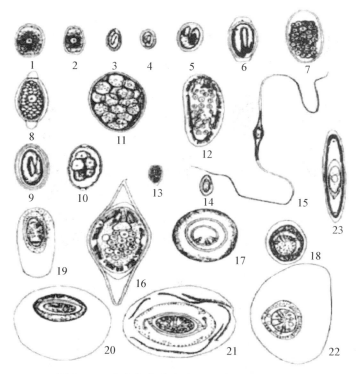

图 2-5-5　家禽体寄生虫卵（引自郝桂英，2016）

1. 鸡蛔虫卵　2. 鸡异刺线虫卵　3. 类圆线虫卵　4. 孟氏眼线虫卵　5. 螺旋咽饰带线虫卵

6. 四棱线虫卵　7. 鹅裂口线虫卵　8. 毛圆线虫卵　9. 鸭束首线虫卵　10. 比翼线虫卵

11. 卷棘口线虫卵　12. 嗜眼吸虫卵　13. 前殖吸虫卵　14. 次睾吸虫卵　15. 背孔吸虫卵

16. 毛毕吸虫卵　17. 楔形绦虫卵　18. 有轮赖利绦虫卵　19. 鸭单睾吸虫卵

20. 膜壳绦虫卵　21. 矛形剑带绦虫卵　22. 片形皱褶绦虫卵　23. 鸭多型棘头虫卵

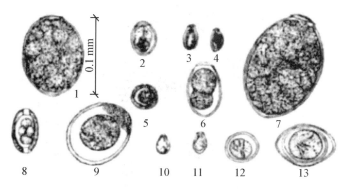

图 2-5-6　猫体寄生虫卵（引自郝桂英，2016）

1. 叶状棘隙吸虫卵　2. 前并睾吸虫卵　3. 华枝睾吸虫卵　4. 猫后睾吸虫卵　5. 肺颈带绦虫卵

6. 多棘颚口线虫卵　7. 真缘吸虫卵　8. 肝毛细线虫卵　9. 猫弓蛔虫卵　10. 异形线虫卵

11. 横川后殖吸虫卵　12. 少钩双殖孔绦虫卵　13. 多钩莓头绦虫卵

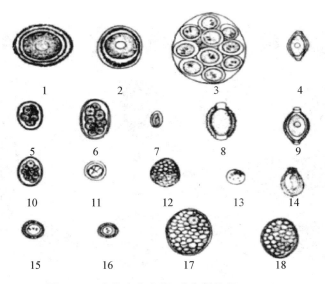

图 2-5-7   犬体寄生虫卵（引自郝桂英，2016）

1. 犬弓首蛔虫卵   2. 狮弓首蛔虫卵   3. 犬复孔绦虫卵   4. 毛细线虫卵   5. 巴西钩口线虫卵
6. 犬钩口线虫卵   7. 血色食道线虫卵   8. 肾膨结线虫卵   9. 毛尾线虫卵   10. 美洲板口线虫卵
11. 犬胃线虫卵   12. 裂头绦虫卵   13. 中线绦虫卵   14. 华枝睾吸虫卵   15. 泡状带绦虫卵
16. 细粒棘球绦虫卵   17. 抱茎棘隙吸虫卵   18. 并殖吸虫卵

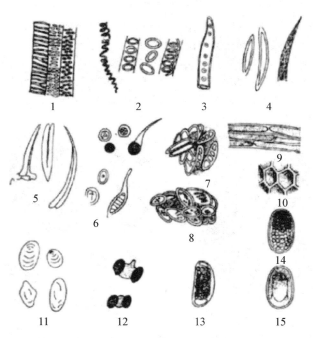

图 2-5-8   易与虫卵混淆的物质（引自郝桂英，2016）

1~10. 植物细胞和孢子（1. 植物导管   2. 螺纹和环纹   3. 管胞   4. 植物纤维   5. 小麦颖毛
6. 真菌孢子   7. 谷壳部分   8. 稻米胚乳   9、10. 植物薄皮细胞）   11. 淀粉粒   12. 花粉粒
13. 植物线虫卵   14. 螨的卵（未发育卵）   15. 螨的卵（已发育卵）

●●●●● 复习与思考

1. 名词解释

寄生虫传染源　易感宿主　带虫免疫　预防性驱虫　成虫期前驱虫

2. 简答题

(1)寄生虫对宿主有哪些危害作用？

(2)动物寄生虫病流行的基本环节有哪些？如何进行防治？

(3)动物寄生虫的感染途径是什么？

(4)动物寄生虫病诊断方法有哪些？

(5)简述饱和漂浮法的操作方法及检出虫卵类型。

(6)简述沉淀法的操作方法及检出虫卵类型。

(7)驱杀线虫的药物有哪些？

(8)驱杀外寄生虫的药物有哪些？

(9)驱杀绦虫的药物有哪些？

(10)驱杀吸虫的药物有哪些？

学习情境三

动物蠕虫病防治技术

●●●● **学习任务单**

学习情境三	动物蠕虫病防治技术
	布置任务
学习目标	知识点：1. 掌握吸虫、绦虫、线虫及棘头虫的基本生物学特点； 　　　　2. 了解常见蠕虫的生活史特点及其中间宿主和终末宿主； 　　　　3. 掌握常见蠕虫病的临床症状、病理特征和防治措施。 技能点：1. 会识别吸虫、绦虫、线虫及棘头虫的幼虫形态和成虫形态； 　　　　2. 会通过寄生虫诊断技术诊断常见蠕虫病； 　　　　3. 会根据诊断的蠕虫病制定治疗方案及预防措施。
任务描述	1. 诊断肝片吸虫病，并能制定合理的防治措施； 2. 诊断猪囊尾蚴病，并能制定合理的防治措施； 3. 诊断蛔虫病，并能制定合理的防治措施； 4. 能根据不同寄生虫病的爆发，驱杀相应中间宿主和传播者。
提供材料	1. 汪明. 兽医寄生虫学(动物医学专业用)[M]. 3 版. 北京：中国农业出版社,2004. 2. 宋铭忻. 兽医寄生虫学[M]. 北京：科学出版社，2018. 3. 德怀特鲍曼. 犬猫常见寄生虫病的诊断与治疗图谱[M]. 北京：中国农业科学技术出版社，2017. 4. 路燕. 动物寄生虫病防治[M]. 2 版. 北京：中国轻工业出版社，2017. 5. 丁丽. 临床寄生虫检验[M]. 武汉：华中科技大学出版社，2017. 6. 张西臣. 动物寄生虫学[M]. 4 版. 北京：科学出版社，2017. 7. 秦建华. 动物寄生虫病学[M]. 北京：中国农业大学出版社，2013.

续表

学习情境三	动物蠕虫病防治技术
布置任务	
对学生要求	1. 以小组为单位完成任务，体现团队合作精神； 2. 严格遵守消毒制度，防止寄生虫之间的人畜传播； 3. 严格遵守操作规程，避免事故发生； 4. 严格遵守实验纪律，爱护实验器材。
资讯方式	通过资讯引导：①观看视频；②到本课程精品课网站和图书馆查询；③问任课老师。
资讯问题	1. 什么是吸虫？它的生活史特点是什么？ 2. 什么是绦虫？它的生活史特点是什么？ 3. 什么是线虫？它的生活史特点是什么？ 4. 什么是棘头虫？它的生活史特点是什么？ 5. 肝片吸虫病的病理特点是什么？如何进行诊断、治疗和预防？ 6. 日本血吸虫病的病理特点是什么？如何进行诊断、治疗和预防？ 7. 姜片吸虫的病理特点是什么？如何进行诊断、治疗和预防？ 8. 猪囊尾蚴病的病理特点是什么？幼虫和成虫的寄生部位是哪里？如何进行诊断、治疗和预防？ 9. 包虫病的病理特点是什么？幼虫和成虫的寄生部位是哪里？如何进行诊断、治疗和预防？ 10. 猪蛔虫病的病理特点是什么？如何进行诊断、治疗和预防？ 11. 旋毛虫病的病理特点是什么？幼虫和成虫的寄生部位是哪里？如何进行诊断、治疗和预防？
资讯引导	1. 在信息单中查询。 2. 进入动物寄生虫病精品课程网站查询。 3. 在相关教材和网站资讯中查询。

项目一 动物吸虫病防治

吸虫是属于扁形动物门吸虫纲，包括单殖吸虫、盾殖吸虫和复殖吸虫三类。寄生于畜禽的吸虫以复殖吸虫为主，可寄生于畜禽肠道、结膜囊、肠系膜静脉、肾和输尿管、输卵管及皮下等部位。

任务一 吸虫形态构造

复殖吸虫具有扁形动物所有的主要特征。虫体除血吸虫为线状外，其他吸虫多呈叶状、舌状，背腹扁平，体表常由具皮棘的外皮层所覆盖，体色一般为乳白色、淡红色或棕色。其通常具有两个肌肉质杯状吸盘，一是环绕口的口吸盘，另一是位于虫体腹部某处的腹吸盘，腹吸盘的位置前后不定或缺失。生殖孔通常位于腹吸盘的前缘或后缘处，排泄孔位于虫体的末端，无肛门。虫体背面常有劳氏管的开口。吸虫形态特征概括如下。

外部形态：背腹扁平，两侧对称，呈叶状卵圆形、圆筒形或圆锥形。

吸盘：吸虫最特殊的结构，属附着器官（包括口吸盘、腹吸盘或后吸盘、生殖吸盘）。

生殖系统：除分体科吸虫外，皆为雌雄同体，有较复杂的生殖器官。

有较简单的消化器官：口、前咽、咽、食道和两支盲端的肠管。

一、体壁

吸虫无表皮，体壁由皮层和肌层构成皮肌囊。无体腔，囊内由网状组织（实质）包裹着各器官。皮层从外向内由外质膜、基质和基质膜构成。外质膜的成分为酸性黏多糖或糖蛋白，具有抗宿主消化酶和保护虫体的作用。皮层具有分泌与排泄功能，可进行氧气和二氧化碳交换，还具有吸收营养的功能，其营养物质以葡萄糖为主，亦可吸收氨基酸。肌层由外环肌、内纵肌和中斜肌组成，是虫体伸缩活动的组织。

吸虫的皮层结构，见图 3-1-1。

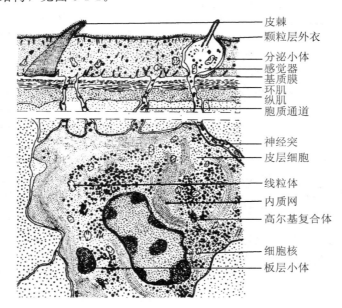

图 3-1-1　吸虫的皮层结构（引自陈淑玉，1994）

二、消化系统

消化系统包括口、前咽、咽、食道和肠管。口通常位于虫体前端，由口吸盘围绕。前咽短小或缺失，无前咽时，口下即为咽，呈球形。咽后接食道，下分两条位于虫体两侧的肠管，向后延伸至虫体后部，其末端为盲管（称为盲肠）。无肛门，肠内废物经口排出体外。吸虫的营养物质为宿主的上皮细胞、黏液、肝分泌物、血液，以及宿主已消化的消化道内容物等。

三、神经系统

在咽的两侧各有 1 个由横索相连的神经节，相当于神经中枢，由此向前后各发出 3 对神经干，分布于虫体背、腹和两侧，由神经干发出的神经末梢分布到口、咽、腹吸盘等器官。

四、生殖系统

除分体吸虫外，吸虫均为雌雄同体。吸虫的生殖系统发达。

雄性生殖系统： 包括睾丸、输出管、输精管、贮精囊、射精管、前列腺、雄茎、雄茎囊和生殖孔等。

雌性生殖系统：包括卵巢、输卵管、卵模、受精囊、梅氏腺、卵黄腺、子宫及生殖孔等。

五、排泄系统

排泄系统由焰细胞、毛细管、集合管、排泄总管、排泄囊和排泄孔等部分组成。焰细胞布满虫体的各部分，位于毛细管的末端，为凹形细胞，在凹入处有一束纤毛，纤毛颤动时很像火焰跳动，因而得名。由分布虫体各处的焰细胞收集排泄物，经毛细管、集合管、排泄总管集中到排泄囊，由末端的排泄孔排出体外，排泄物含有氨、尿素和尿酸。焰细胞的数目与排列，在分类上具有重要意义。

吸虫构造模式图，见图 3-1-2。

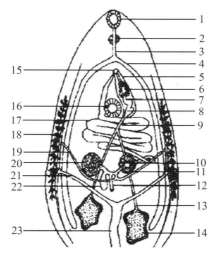

图 3-1-2　吸虫构造模式图

1. 口吸盘　2. 咽　3. 食道　4. 肠　5. 雄茎囊　6. 前列腺　7. 雄茎　8. 贮精囊　9. 输精管　10. 卵膜　11. 梅氏腺　12. 劳氏管　13. 输出管　14. 睾丸　15. 生殖孔　16. 腹吸盘　17. 子宫　18. 卵黄腺　19. 卵黄管　20. 卵巢　21. 排泄管　22. 受精囊　23. 排泄囊

六、淋巴系统

淋巴系统一般由体侧 2～4 对纵管及分支与淋巴窦相接。淋巴系统可能具有营养物质的输送功能。没有确切淋巴系统的吸虫，实质间充满液体，到处流通，代替了部分或全部淋巴系统的作用。

七、神经系统

吸虫在咽两侧各有一个神经节，相当于神经中枢。从两个神经节各发出前后 3 对神经干，分布于背、腹和侧面。向后延伸的神经干，在几个不同的水平上皆有神经环相连。由前后神经干发出的神经末梢分布于口吸盘、咽及腹吸盘等器官。在吸虫的皮层中有许多感觉器。

任务二　吸虫生活史

一、吸虫发育特点

(1)有性世代和无性世代的更替。

(2)不同性质宿主的轮换，需要一个或两个中间宿主。

(3)吸虫既可同体受精，又可异体受精。

(4)复殖吸虫的繁殖力极强，不仅成虫能产出大量的虫卵，而且幼虫在中间宿主体内营无性繁殖，可产生大量尾蚴。

二、吸虫的发育阶段

复殖吸虫的发育阶段有：虫卵、毛蚴、胞蚴、雷蚴、尾蚴、囊蚴和成虫。

虫卵：多呈椭圆形或卵圆形，大部分有卵盖，颜色灰白、或淡黄至棕色。

毛蚴：体形近似等边三角形，多被纤毛，运动活泼。游于水中的毛蚴遇到适宜的中间宿主，即利用其头腺，钻入螺体内发育为胞蚴。

胞蚴：呈包囊状，内含胚细胞、胚团及简单的排泄器。逐渐发育，在体内生成雷蚴。

雷蚴：呈包囊状，雷蚴逐渐发育为尾蚴，尾蚴由产孔排出。尾蚴在螺体内停留一定时间，成熟后即逸出螺体，游于水中。

尾蚴：不同种类吸虫尾蚴形态不完全一致。尾蚴能在水中活跃地运动，小部分吸虫的尾蚴直接经皮肤钻入终末宿主体内，移行到寄生部位，大部分种类的吸虫在某些物体上形成囊蚴后感染终末宿主，发育为成虫。

囊蚴：由尾蚴通过其附着物或在第二中间宿主体内形成包囊后发育而成，体呈圆形或卵圆形。囊蚴进入终末宿主的消化道内，囊壁被胃肠的消化液溶解，幼虫即破囊而出，经移行，到达寄生部位，发育为成虫。

复殖目吸虫的各期幼虫，见图 3-1-3。

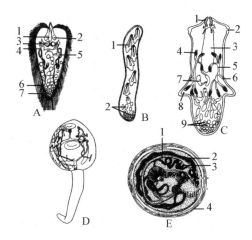

图 3-1-3　复殖目吸虫的各期幼虫（引自孔繁瑶，1997）

A. 毛蚴：1. 头腺　2. 穿刺腺　3. 神经元　4. 神经中枢　5. 排泄管　6. 排泄孔　7. 胚细胞

B. 胞蚴：1. 子胞蚴　2. 胚细胞

C. 雷蚴：1. 咽　2. 产孔　3. 肠管　4. 焰细胞　5. 排泄管　6. 排泄孔　7. 尾蚴　8. 足突　9. 胚细胞

D. 尾蚴

E. 囊蚴：1. 盲肠　2. 侧排泄管　3. 侧排泄管　4. 囊壁

三、吸虫的发育过程

吸虫的发育过程，如图 3-1-4 所示。

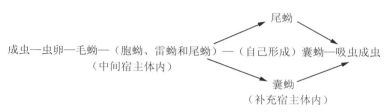

图 3-1-4　吸虫的发育过程

四、吸虫主要的中间宿主

吸虫的发育过程需要一个或两个中间宿主。

（1）第一中间宿主为淡水螺或陆地螺。

（2）第二中间宿主（补充宿主）为鱼、蛭、虾或昆虫等，有些吸虫尾蚴需进入第二中间宿主发育为囊蚴才有感染性。

任务三　日本血吸虫病防治

日本血吸虫病是由分体科分体属的日本分体吸虫寄生在人畜门静脉系统（肠系膜静脉系统）的一种危害严重的人畜共患病。其主要分布在中国、日本和东南亚地区，在我国主要集中于长江流域。

一、病原形态

日本分体吸虫为雌雄异体。口吸盘在体前端，腹吸盘较大，在口吸盘后方不远处。雄虫体壁两侧向腹面卷起形成抱雌沟，雌虫常居雄虫的抱雌沟内，有椭圆形睾丸 7 枚，在腹吸盘下排列成单行。雌虫较雄虫细长，呈暗褐色，卵巢呈椭圆形，位于虫体中部偏后方两侧肠管之间，卵模前为管状的子宫，卵黄腺呈较规则的分支状，位于虫体后 1/4 处。虫卵椭圆形，淡黄色，卵壳较薄，无卵盖，在其侧方有一小刺，卵内含毛蚴。

日本分体吸虫雄、雌虫和虫卵，见图 3-1-5。

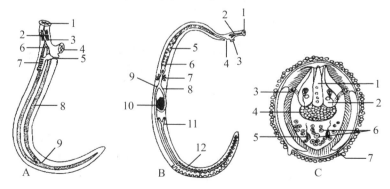

图 3-1-5　日本分体吸虫雄、雌虫和虫卵（引自孔繁瑶，1997）

A. 雄虫：1. 口吸盘　2. 食道　3. 腺群　4. 腹吸盘　5. 生殖孔　6. 肠管　7. 睾丸　8. 肠管　9. 合一的肠管
B. 雌虫：1. 口吸盘　2. 肠管　3. 腹吸盘　4. 生殖孔　5、6. 虫卵与子宫　7. 梅氏腺　8. 输卵管
　　　　9. 卵黄管　10. 卵巢　11. 肠管合并处　12. 卵黄腺
C. 虫卵：1. 头腺　2. 穿刺腺　3. 神经突　4. 神经元　5. 焰细胞　6. 胚细胞　7. 卵膜

二、发育与传播

成虫寄生于人和动物的门静脉和肠系膜静脉内，雌雄交配后，在血管内产卵，虫卵一部分随血流到肝脏，另一部分逆血流到肠黏膜下层静脉末梢，沉积到肠壁；在适宜温度和湿度条件下，虫卵几小时即可孵出毛蚴，孵出的毛蚴，进入钉螺体内，发育形成母胞蚴—子胞蚴—尾蚴，在适宜温度和湿度条件下，2～3个月后尾蚴成熟，离开钉螺，在水中游动，可经皮肤、口或者胎盘感染人畜。进入宿主体内即变为童虫，经小血管或淋巴管随血液循环到肠系膜静脉内寄生，之后发育为成虫。

日本分体吸虫的生活史，见图3-1-6。

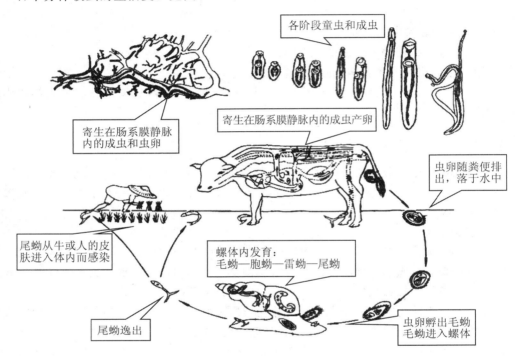

各阶段童虫和成虫

寄生在肠系膜静脉内的成虫和虫卵

寄生在肠系膜静脉内的成虫产卵

虫卵随粪便排出，落于水中

尾蚴从牛或人的皮肤进入体内而感染

螺体内发育：
毛蚴—胞蚴—雷蚴—尾蚴

尾蚴逸出

虫卵孵出毛蚴
毛蚴进入螺体

图3-1-6   日本分体吸虫的生活史（引自孔繁瑶，1997）

三、症状与病变

人畜感染日本血吸虫后主要表现食欲不振、体温升高、贫血、慢性者下痢、粪便含血、腥臭、腹水以及母牛常出现流产现象。血吸虫对家畜及人等终末宿主的损伤主要表现如下。

(1)尾蚴的入侵，引起尾蚴性皮炎(一种变态反应性皮炎)；

(2)童虫在体内移行时，其分泌与代谢产物以及死亡崩解产物，可童虫移行经过的器官血管发炎，受损的毛细血管发生栓塞、破裂，产生局部的细胞浸润和点状出血。

(3)成虫机械损伤(静脉管炎，死亡虫体导致血管栓塞，静脉压升高—瘀血—肝、脾肿大—肝硬化—腹水)和夺取营养。

(4)虫卵沉积堵塞血管及虫卵所引起的免疫病理反应——何博礼现象(肠组织坏死、溃疡，增生变厚及息肉)。

四、诊断

根据症状、病变，流行病学调查，结合粪便沉淀法检查出虫卵或毛蚴孵化法，免疫学诊断方法，如环卵沉淀法、ELISA 等方法进行诊断。

五、治疗与预防

（一）治疗药物

目前比较常用而疗效较高的治疗药物有下列几种。

(1)硝硫氰胺：黄牛 2～3 mg/kg、水牛 1.5～2 mg/kg，配成 2％悬液静脉注射。

(2)吡喹酮：为目前较理想的杀血吸虫药。黄牛 30 mg/kg，一次口服，减虫率达 99.95％；水牛 20 mg/kg，一次口服，减虫率达 99.8％。

（二）防制措施

(1)粪便无害处理；

(2)注意饮水卫生；

(3)消灭钉螺：改厕、改田、改水、灭螺；

(4)安全放牧：禁止人畜与"疫水"接触，加强对保虫宿主的控制。

任务四　姜片吸虫病防治

姜片吸虫病是由片形科、姜片属的布氏姜片吸虫寄生于猪、人、兔等小肠内的一种吸虫病。其主要流行于亚洲的温带和亚热带地区，在我国主要分布在长江流域以南各省。

一、病原形态

新鲜虫体呈肉红色，虫体大、肥厚，形似斜切的姜片，故称姜片吸虫。腹吸盘强大，在虫体的前方，与口吸盘十分靠近。两条肠管弯曲，但不分支，伸达虫体后端。睾丸 2 个，分支，前后排列在虫体后部的中央。卵巢 1 个，分支，位于虫体中部稍偏前方。虫卵椭圆形或卵圆形，淡黄色，卵壳薄，卵盖不太明显，一个胚细胞(卵细胞)常靠近卵盖的一端，卵黄细胞均匀地分布在卵壳内。

布氏姜片吸虫成虫，见图 3-1-7。

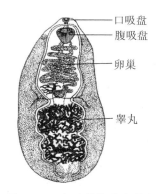

图 3-1-7　布氏姜片吸虫成虫

（引自汪明，2003）

二、发育与传播

姜片吸虫需要一个中间宿主——扁卷螺，并以水生植物为媒介物完成其发育史。虫卵随粪便排出，落入水中，毛蚴逸出后侵入螺体，发育为胞蚴、母雷蚴、子雷蚴和尾蚴，尾蚴从扁卷螺体内逸出后，附在水浮莲、水仙、满江红、浮萍等多种水生植物上形成囊蚴；猪吞吃有囊蚴的水生植物而遭到感染。囊蚴进入猪体内约需 3 个月发育至成虫，虫体在猪体内的寿命为 9～13 个月，在人体内的寿命可达 4 年以上。

姜片虫的生活史，见图 3-1-8。

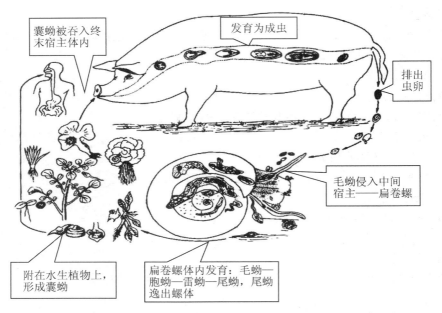

囊蚴被吞入终末宿主体内

发育为成虫

排出虫卵

毛蚴侵入中间宿主——扁卷螺

扁卷螺体内发育：毛蚴—胞蚴—雷蚴—尾蚴，尾蚴逸出螺体

附在水生植物上，形成囊蚴

图 3-1-8　姜片虫的生活史(引自孔繁瑶，1997)

三、症状与病变

姜片吸虫以强大的吸盘紧紧吸住肠黏膜，造致机械性损伤，引起肠炎、肠黏膜脱落、出血甚至发生脓肿；感染强度高时能对肠道造成机械性阻塞，甚至引起肠破裂或肠套叠而致动物死亡。由于虫体大，虫体吸取宿主的大量营养，病畜呈现贫血、消瘦和营养不良。猪感染后出现食欲减退，发育不良，被毛稀疏无光泽，眼黏膜苍白，粪便稀薄，混有黏液，但有的猪出现体温略有升高，而精神状况良好。

四、诊断

根据临床症状和流行病学情况的分析，并对病猪的粪便作实验室检查，检查方法以直接涂片法和反复沉淀法为主，查出虫卵即可确诊。

五、治疗与预防

(一)治疗药物

目前比较常用而疗效较高的治疗药物有下列四种。

(1)吡喹酮：按 30 mg/kg 体重，一次口服。

(2)氯氰碘柳胺钠：按 5～10 mg/kg 体重，口服或皮下注射。

(3)硫双二氯酚：按 60～100 mg/kg 体重，混在少量精料中喂服。

(4)硝硫氰胺：按 10 mg/kg 体重，一次口服。

(二)防制措施

根据姜片吸虫的生活史和本病的流行病学特点，采取综合性的防治措施。

(1)粪便处理：在流行区，人粪与猪粪应同样加以管理，杀死虫卵。

(2)加强猪的饲养管理：不生喂(食)水生植物，流行地区的青饲料应加热杀灭囊蚴或经青贮发酵后喂猪。

(3)消灭中间宿主扁卷螺：在每年秋末冬初比较干燥季节，挖塘泥积肥，晒干塘泥，以杀灭螺蛳。低洼地区，塘水不易排尽时，则以化学药品灭螺，如用 10 万分之一至 50 万分之一浓度的硫酸铜，0.1％的生石灰，0.01％茶子饼等。

（4）防止病原传入：从外地买回的猪只应隔离检查，证明无虫或经驱虫后，再合群饲养。

任务五　华枝睾吸虫病防治

华枝睾吸虫病又称为"肝吸虫病"，是由后睾科枝睾属的吸虫寄生于犬、猫、猪等动物和人肝脏胆管及胆囊中引起的疾病。华枝睾吸虫病是重要的人兽共患病，主要特征为多呈隐性感染和慢性经过。

一、病原形态

华枝睾吸虫成虫虫体背腹扁平，呈叶状，前端稍尖，后端较钝，半透明。长 10～25 mm，宽 3～5 mm。口吸盘略大于腹吸盘，腹吸盘位于体前端 1/5 处。食道短，肠支伸达虫体后端。睾丸分支，前后排列于虫体后 1/3，无雄茎、雄茎囊及前列腺。卵巢分叶，位于睾丸前。受精囊发达，呈椭圆形，位于睾丸与卵巢之间。卵黄腺呈细小颗粒状，分布于虫体两侧中间。子宫从卵模处开始盘绕向前，开口于腹吸盘前缘的生殖孔，内充满虫卵（图 3-1-9）。

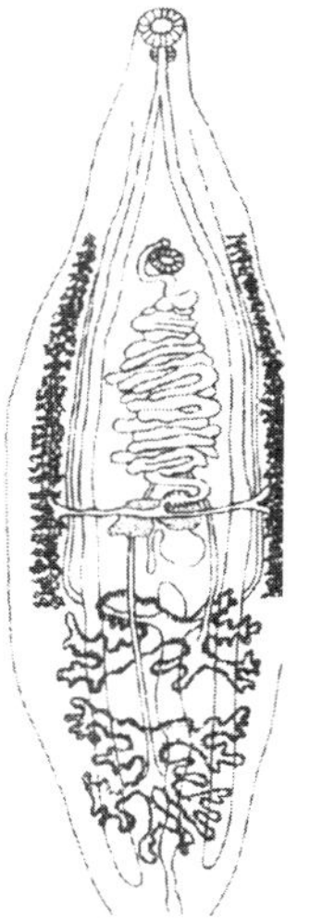

华枝睾吸虫虫卵很小，黄褐色，形似灯泡，内含成熟的毛蚴，一端有卵盖，另一端有 1 个小结。

图 3-1-9　华枝睾吸虫

二、发育与传播

华枝睾吸虫成虫寄生于人及猪、犬、猫等动物的肝脏胆管内，虫卵随粪便排出，进入水中，被适宜的第一中间宿主——淡水螺吞食后，在螺的消化道中孵出毛蚴。毛蚴进入螺的淋巴系统，发育为胞蚴、雷蚴和尾蚴。成熟的尾蚴离开螺体游入水中，如遇到适宜的第二中间宿主——某些淡水鱼和虾，即钻入其肌肉内，形成囊蚴。宿主吞食含有囊蚴的鱼、虾而受感染，并发育至幼虫。幼虫在十二指肠破囊而出，并从总胆管进入肝胆管，约经一个月发育为成虫并开始产卵。

三、症状与病变

华枝睾吸虫病主要症状：多数动物为隐性感染，症状不明显。严重感染时主要表现消化不良，食欲减退，下痢，水肿，甚至腹水，逐渐消瘦和贫血，肝区叩诊有痛感。病程多为慢性经过，易并发其他疾病。人主要表现胃肠道不适，食欲不佳，消化障碍，腹痛，有门静脉瘀血症状，肝脏肿大，肝区隐痛，轻度浮肿，或有夜盲症。

病理变化：少量寄生时，剖检无明显病变；大量寄生时，可见卡他性胆管炎和胆囊炎，胆管变粗，胆囊肿大，胆汁浓稠呈草绿色，肝脏脂肪变性、结缔组织增生和硬化。

四、诊断

根据流行病学、临诊症状、粪便检查和病理变化等综合诊断。因虫卵小，粪便检查可用漂浮法，沉淀法亦可，但不如前者检出率高。死后剖检发现虫体可确诊。在流行地区，有以生鱼饲喂动物的习惯时，应注意本病。人可用间接血凝试验（IHA）和酶联免疫吸附试验（ELISA）作为辅助诊断。

五、治疗与预防

(一)治疗药物

目前治疗本病可用以下药物。

(1)六氯酚:按 20 mg/kg 体重,口服,每天 1 次,连用 2~3 天。

(2)海涛林:按 50~60 mg/kg 体重,混入饲料中喂服,每天 1 次,连用 5 天。

(3)吡喹酮:按 20~50 mg/kg 体重,口服。

(二)防制措施

根据华枝睾吸虫的生活史和本病的流行病学特点,采取综合性的防治措施。

(1)加强人畜粪便管理:人畜粪便管理不当,给华枝睾吸虫的生存和华枝睾吸虫病的流行带来有利的条件,对人畜粪便同时加以管理,杀死虫卵。

(2)禁食生鱼:我国有些地方有生吃或半生食鱼、虾的饮食习惯,极有可能因生吃或半生食带有华枝睾吸虫活囊蚴的鱼虾而造成华枝睾吸虫的感染,因此改变生活习惯,不食生鱼方可达到预防的目的。

任务六 片形吸虫病防治

片形吸虫病是牛、羊的主要寄生虫病之一。它的病原体为片形科片形属的肝片吸虫和大片吸虫,前者存在于全国各地,尤以我国北方较为普遍;后者在华南、华中和西南地区较常见。片形吸虫主要寄生于各种反刍动物的肝脏胆管中,猪、马属动物及人也可被感染。该病能引起急性或慢性肝炎和胆管炎,并伴发全身性中毒现象和营养障碍,危害相当严重,给畜牧业经济带来巨大损失。

一、病原形态

肝片形吸虫背腹扁平,外观呈树叶状。虫体前端有一呈三角形的锥状突,底部有 1 对"肩"。口吸盘呈圆形,位于椎状突的前端。腹吸盘较口吸盘稍大,位于其稍后方。生殖孔位于口吸盘、腹吸盘之间。雄性生殖器官的两个睾丸成分支状,前后排列于虫体的中后部。雌性生殖器官的卵巢,呈鹿角状,位于腹吸盘后的右侧。虫卵较大,长卵圆形,黄色或黄褐色,卵盖不明显,卵壳光滑。卵内充满卵黄细胞和一个胚细胞。

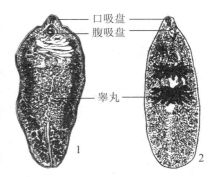

图 3-1-10 片形吸虫成虫

1. 肝片形吸虫 2. 大片形吸虫

大片形吸虫虫体呈长叶状。体长与宽之比约为 5∶1,虫体两侧缘比较平行,后端钝圆。肩部不明显。腹吸盘较口吸盘约大 1.5 倍。肠管和睾丸的分支更多且复杂。虫卵为黄褐色,长卵圆形。片形吸虫成虫,见图 3-1-10。

二、发育与传播

片形吸虫的终末宿主主要为反刍动物。中间宿主为椎实螺科的淡水螺,在我国最常见的为小土窝螺。虫卵在适宜的温度(25~26℃)、氧气和水分及光线条件下,经 10~20 天,孵化出毛蚴在水中游动,遇到中间宿主即钻入其体内。毛蚴在螺体内,经无性繁殖,发育为胞蚴、母雷蚴、子雷蚴和尾蚴几个阶段,最后尾蚴逸出螺体。尾蚴在水中游动,在水中或附着在水生植物上脱掉尾部,形成囊蚴。终末宿主饮水或吃草时,连同囊蚴一起吞食而被感染。囊蚴在十二指肠脱囊，一部分童虫穿过肠壁，到达腹腔，由肝包膜钻入到肝脏，经移行到达胆管。另一部分童虫钻入肠黏膜，经肠系膜静脉进入肝脏。

肝片形吸虫的生活史，见图 3-1-11。

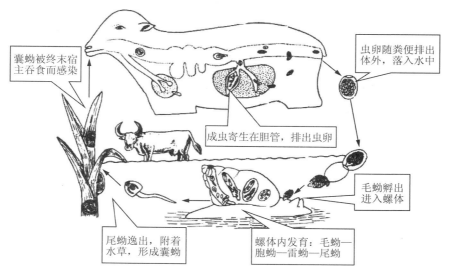

图 3-1-11 肝片形吸虫的生活史(引自孔繁瑶，1997)

三、症状与病变

片形吸虫病的症状可分为急性和慢性两种类型。急性型主要发生在夏末和秋季，多发于绵羊，是由于短时间内随草吃进大量囊蚴所致。患畜食欲大减或废绝，精神沉郁，可视黏膜苍白，红细胞数和血红蛋白显著降低，体温升高，偶尔有腹泻，通常在出现症状后3～5天内死亡；慢性型多发于冬、春季。片形吸虫以宿主的血液、胆汁和细胞为食，并分泌毒素，造成宿主渐进性消瘦、贫血、食欲不振、被毛粗乱，眼睑、颌下水肿，有时也发生胸、腹下水肿。后期可能卧地不起，最后死亡。

片形吸虫病的急性病理变化包括肠壁和肝组织的严重损伤、出血，出现肝肿大。黏膜苍白，血液稀薄，血中嗜酸性细胞增加。慢性感染则引起慢性胆管炎、慢性肝炎和贫血。肝脏肿大，实质变硬，胆管增粗，常凸出于肝表面，胆管内有磷酸钙、磷酸镁等沉积。

片形吸虫引发胆管增厚，见图 3-1-12。

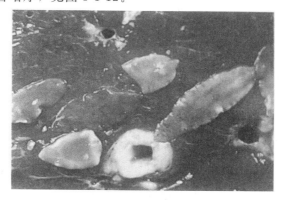

图 3-1-12 片形吸虫引发胆管增厚

四、诊断

根据临床症状、流行病学资料、粪便检查及死后剖检等进行综合判定。粪便检查多采用反复水洗沉淀法和尼龙筛兜集卵法来检查虫卵。急性病例时，可在腹腔和肝实质等处发现童虫，慢性病例可在胆管内检获多量成虫。

此外，免疫诊断法如 ELISA、IHA、血浆酶含量检测法等也可用于临床诊断。

五、治疗与预防

(一)治疗药物

目前常用的药物如下，各地可根据药源和具体情况加以选用。

(1)硝氯酚(拜尔 9015)：粉剂，牛 3～4 mg/kg 体重，羊 4～5 mg/kg 体重，一次口服。针剂，牛 0.5～1.0 mg/kg 体重，羊 0.75～1.0 mg/kg 体重，深部肌内注射。该药只对成虫有效。

(2)丙硫咪唑(抗蠕敏)：牛 10 mg/kg 体重，羊 15 mg/kg 体重，一次口服。该药对成虫有良效，但对童虫效果较差。

(3)溴酚磷(蛭得净)：牛 12 mg/kg 体重，羊 16 mg/kg 体重，一次口服。该药对成虫和童虫均有良好的驱杀效果，可用于治疗急性病例。

(4)三氯苯唑(肝蛭净)：牛用 10% 的混悬液或含 900 mg 的丸剂，按 10 mg/kg 体重，经口投服；羊用 5% 的混悬液或含 250 mg 的丸剂，按 12 mg/kg 体重，经口投服。该药对成虫、幼虫和童虫均有高效驱杀作用，亦可用于治疗急性病例。

(5)碘硝酚：牛 10 mg/kg 体重，羊 15 mg/kg 体重，皮下注射；或牛 20 mg/kg 体重，羊 30 mg/kg 体重，一次口服。该药对成虫和童虫均有较好的驱杀作用。

(二)防制措施

应根据该病的流行病学特点，制定出适合于本地区的行之有效的综合性预防措施。

(1)预防性定期驱虫：驱虫的时间和次数可根据流行区的具体情况而定。针对急性病例，可在夏、秋季选用肝蛭净等对童虫效果好的药物。针对慢性病例，北方全年可进行两次驱虫，第一次在冬末初春，由舍饲转为放牧之前进行；第二次在秋末冬初，由放牧转为舍饲之前进行。

(2)生物发酵处理粪便：对于驱虫后的家畜粪便可应用堆积发酵法杀死其中的病原，以免污染环境。

(3)消灭中间宿主椎实螺：利用兴修兴利，改造低洼地，使螺无适宜的生存环境；大量养殖水禽，用以消灭螺类；也可采用化学灭螺法，用 1∶50 000 的硫酸铜或氨水、生石灰等。

(4)合理放牧：采取有效措施防止牛、羊、骆驼感染囊蚴。不要在低洼、潮湿、多囊蚴的地方放牧；在牧区有条件的地方，实行划地轮牧，降低牛羊感染的机会。

(5)保证饮水和饲草卫生：最好饮用井水或质量好的流水，将低洼潮湿地的牧草割后晒干再喂牛羊。

任务七　猫后睾吸虫病防治

猫后睾吸虫病是由后睾科、后睾属的猫后睾吸虫引起的，寄生于犬、猫等动物的肝脏、胆管中的疾病，偶尔也寄生于小肠和胰管中。

一、病原形态

猫后睾吸虫和华枝睾吸虫形态很相似。其虫体长 7～12 mm，宽 2～3 mm，新鲜时呈淡红色；体表光滑，食道短，两盲肠末端几乎至虫体后部；睾丸分叶，排泄囊从它们中间通过，无雄茎囊和前列腺，有一不太发达的射精管。卵巢小，位于虫体后 1/3 起始处，卵黄腺占据虫体 1/3 部的两侧，子宫袢不延伸到卵巢后。虫卵大小为 26～30 μm，有卵盖，排出时卵内含一毛蚴。

猫后睾吸虫示意图，见图 3-1-13。

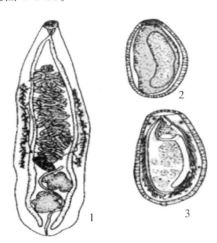

图 3-1-13　猫后睾吸虫示意图

1. 虫体　2. 未成熟虫卵　3. 成熟虫卵（内含毛蚴）

二、发育与传播

猫后睾吸虫成虫寄生于犬、猫、猪等动物的肝脏、胆管内，虫卵随粪便排出，进入水中，被适宜的第一中间宿主淡水螺中的李氏豆螺吞食后，在螺的消化道中孵出毛蚴。毛蚴进入中间宿主螺的淋巴系统，发育为胞蚴、雷蚴和尾蚴。成熟的尾蚴离开螺体游入水中，如遇到适宜的第二中间宿主——淡水鱼，即钻入其肌肉内，形成囊蚴。宿主吞食含有囊蚴的鱼而受感染，并发育至幼虫。幼虫在十二指肠破囊而出，并从总胆管进入肝胆管，约经一个月发育为成虫并开始产卵。

三、症状与病变

患病动物精神沉郁，食欲减退甚至废绝，随后呕吐、腹泻、脱水，可视黏膜及皮肤发黄，尿液呈橘黄色。严重感染时，胆管受大量虫体、虫卵的刺激而发生肿胀，因胆汁排泄受阻而引起黄疸。患病犬、猫可出现腹水而腹部明显增大。

剖检可见肝脏肿大，肝表面凹凸不平，有很多形状不同，大小不等的结节，质地坚硬；胆管内含有虫体。组织病理学检查可见肝细胞变性，结缔组织增生。

四、诊断

根据流行病学、临床诊治、粪便检查可进行综合判断。

生前诊断采用粪便检查法检查虫卵。其虫卵呈卵圆形，淡黄色，大小为 26～30 μm，有卵盖，另一端有小突起，卵内含毛蚴。

死后剖检在胆管内找到虫体可做确诊。

五、治疗与预防

(一)治疗药物

(1)吡喹酮：按犬、猫 20 mg/kg 体重，一次口服，间隔 5～7 天重复一次。

(2)丙硫咪唑(抗蠕敏)：按犬、猫 25 mg/kg 体重，一次口服。

(二)防制措施

对该病动物不喂生鱼片，定期对其进行驱虫。

任务八 阔盘吸虫病防治

阔盘吸虫病是由岐腔科、阔盘属的阔盘吸虫引起的，寄生于牛、羊等反刍动物的胰脏、胰管内的疾病。本虫也可寄生于人体。寄生于牛、羊等反刍动物的阔盘吸虫主要有胰阔盘吸虫、腔阔盘吸虫和枝睾阔盘吸虫，其中以胰阔盘吸虫最为常见。

一、病原形态

1. 胰阔盘吸虫

胰阔盘吸虫虫体呈长椭圆形，扁平，活时呈棕红色，固定后为灰白色，稍透明，大小为(4.5～16)mm×(2.2～5.8)mm，吸盘发达，口吸盘较腹吸盘大。咽小，食道短，肠支简单。睾丸两个，圆形或略分叶，左右排列在腹吸盘稍后。雄茎囊呈长管型，位于腹吸盘前方与肠支之间。生殖孔开口于肠叉的后方。卵巢分叶 3～6 瓣，位于睾丸之后，体中线附近，受精囊呈圆形，在卵巢附近。子宫弯曲，内充满棕色虫卵，位于虫体的后半部。卵黄腺呈颗粒状，位于虫体中部两侧。

虫卵为黄棕色或深褐色，椭圆形，两侧稍不对称，有卵盖；大小为(42～50)μm×(26～33)μm；内含一个椭圆形的毛蚴。

2. 腔阔盘吸虫

腔阔盘吸虫虫体呈短椭圆形，前部较宽，尾突明显；口吸盘和腹吸盘大小相等；大小为(7.48～8.05)mm×(2.73～4.76)mm，卵巢和睾丸多呈圆形或边缘有缺失。

3. 枝睾阔盘吸虫

枝睾阔盘吸虫虫体呈前尖后钝的瓜子形，腹吸盘大于口吸盘，睾丸大而分支，大小为(4.49～7.9)mm×(2.17～3.07)mm。

阔盘吸虫成虫虫体，见图 3-1-14。

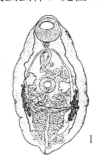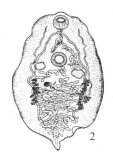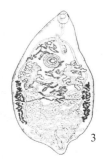

图 3-1-14 阔盘吸虫成虫虫体(引自杨光友，2005)

1. 胰阔盘吸虫 2. 腔阔盘吸虫 3. 枝睾阔盘吸虫

二、发育与传播

阔盘吸虫的生活史常需要两个中间宿主，其中第一中间宿主为蜗牛，第二中间宿主胰阔盘吸虫和腔阔盘吸虫为草螽，枝睾阔盘吸虫为针蟋，其中具体生活史以胰阔盘吸虫为主进行讲述。

胰阔盘吸虫的发育需要两个中间宿主：第一中间宿主为陆地螺，第二中间宿主为草螽。虫卵随牛、羊的粪便排出体外，被第一中间宿主陆地螺吞食后，在其体内孵出毛蚴，进而发育成母胞蚴、子胞蚴和尾蚴；尾蚴排出后附在草上，形成圆形包囊，内含尾蚴。第二中间宿主为草螽吞食尾蚴后发育成囊蚴。牛、羊吃草时吞入含囊蚴的草螽而引起感染。胰阔盘吸虫的整个发育过程较长，从毛蚴发育到感染阶段的囊蚴需要 5～6 个月，囊蚴在终末宿主体内发育成成虫，需约 3 个月。

三、症状与病变

阔盘吸虫大量寄生在牛、羊的胰管内，由于虫体刺激和毒素作用，使胰管发生慢性增生性炎症，导致胰管管腔窄小、甚至闭塞；胰消化酶的产生和分泌及糖代谢机能失调，引起消化及营养障碍。动物表现消化不良、消瘦、贫血、颌下及胸前水肿，衰弱，经常下痢，粪中常有黏液，严重时可引起死亡。

病理剖检可见尸体消瘦，胰腺肿大，胰管因高度扩张呈黑色蚯蚓状突出于胰脏表面，胰管发炎肥厚，管腔黏膜不平，呈乳头状小结节突起，并有点状出血，内含大量虫体。慢性感染则因结缔组织增生而导致整个胰脏硬化，萎缩，胰管内仍有数量不等的虫体寄生。

阔盘吸虫引起的胰管扩张，见图 3-3-15。

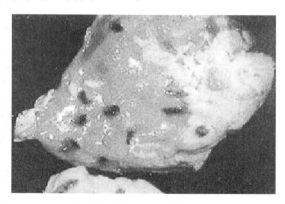

图 3-1-15　阔盘吸虫引起的胰管扩张(引自 Fisher，2005)

四、诊断

粪便检查诊断虫卵是常用的方法，一般可采用直接涂片法、反复水洗沉淀法。

水洗沉淀法具体方法是直肠取粪 3～5 g 置于 300 mL 烧杯内，加少量水捣碎搅拌混合，100 目纱网过滤掉残渣，粪液反复过滤 4～5 次，每次 10～15 min，直到上清液清亮为止，取最后一次的沉淀物检测虫卵。

五、治疗与预防

(一)治疗药物

(1)六氯对二甲苯：按牛 300 mg/kg 体重，羊 400 mg/kg 体重，口服。隔天一次，3次为一个疗程。

（2）吡喹酮：按绵羊 90 mg/kg 体重，山羊 100 mg/kg 体重，口服。油剂腹腔注射剂量，绵羊为 30～50 mg/kg，山羊为 50 mg/kg，牛为 35～45 mg/kg。

（二）防制措施

本病流行地区应在每年初冬和早春各进行一次预防性驱虫。有条件的地区可实行划区放牧，以避免感染。应注意消灭其第一中间宿主蜗牛，同时加强饲养管理，增加畜体抵抗力。

任务九　并殖吸虫病防治

并殖吸虫病是由卫氏并殖吸虫寄生于犬、猫等动物的肺脏引起的疾病，又称肺吸虫病。犬、猫、猪、人和多种肉食类哺乳动物为其终末宿主。

一、病原形态

并殖吸虫成虫体肥厚，背侧稍隆起，腹面扁平。活体呈红褐色，长为 7.5～16 mm，宽为 4～6 mm。除口吸盘、腹吸盘、生殖孔、排泄孔及其附近的体壁外，全身布满体棘。口、腹吸盘大小略同，腹吸盘位于体中横线之前。卵巢与子宫并列于腹吸盘之后，卵巢分 5～6 叶，形如指状。睾丸分支，左右并列约在虫体后端 1/3 处。卵黄腺为许多密集的卵黄滤泡所组成，分布于虫体两侧。肠管分支，弯曲；排泄孔位于虫体后端腹面。

并殖吸虫虫卵为金黄色，椭圆形，大小为 $(80～118)\mu m \times (48～60)\mu m$，前端稍突，大多有卵盖，后端稍窄，卵壳厚薄不均，后端往往增厚。卵内含 1 个卵细胞和 10 多个卵黄细胞。卵细胞常位于正中央，从虫体排出时，卵细胞尚未分裂。

卫氏并殖吸虫图和并殖吸虫虫卵，见图 3-1-16、图 3-1-17。

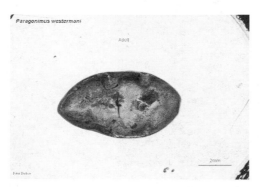
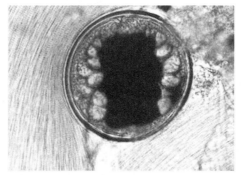

图 3-1-16　卫氏并殖吸虫图（引自 Fisher，2005）　　　图 3-1-17　并殖吸虫虫卵

二、发育与传播

并殖吸虫病的发生、流行于中间宿主淡水螺和补充宿主溪蟹，与蝲蛄的分布有直接关系。由于其分布特点，加之终末宿主范围广泛，因此，本病具有自然疫源性。

虫卵随终末宿主的粪便和痰液排出，在水中形成毛蚴，进入中间宿主体内依次形成胞蚴、母雷蚴、子雷蚴和尾蚴，离开中间宿主，进入补充宿主体内形成囊蚴。犬、猫因食入含有活囊蚴的溪蟹，蝲蛄而感染。囊蚴进入终末宿主消化道后，经 30～60 min，在小肠前段经消化液作用，童虫脱囊而出，经过肠壁进入腹腔。童虫在脏器间移行并徘徊于各脏器及腹腔内，1～3 周后由肝脏表面经肝或直接从腹腔穿过膈肌进入胸腔而入肺脏，一般需

2～3个月发育成熟并产卵。有些童虫可终生穿行于宿主组织间直至死亡。

三、症状与病变

并殖吸虫成虫有到处游窜的习性，易出现异位寄生，临床症状因感染部位不同而不同。其寄生于脑部时，可表现为头痛、共济失调、癫痫或瘫痪；寄生于腹部时，可出现腹痛、腹泻，甚至大便出血；但最常寄生于肺部，出现呼吸道症状。

呼吸道症状：症状最早出现在感染后数天至1个月内。患犬、猫表现精神不佳，咳嗽，早晨较剧烈，初干咳，后有痰液，痰多为白色黏稠状并带有腥味。若继发细菌感染，则痰量增加，并可能咯血，咳铁锈色或棕色痰为本病的特征性症状。有些犬、猫表现气喘、发热。

除此以外，童虫和成虫在动物体内移行和寄生期间可造成机械性损伤，引起组织损伤出血，并有炎性渗出。虫体的代谢产物等抗原物质可导致免疫病理反应，移行的童虫可以引起嗜酸性粒细胞性腹膜炎、胸膜炎、肌炎及多病灶性的胸膜出血。在肺部引起慢性小支气管炎、小支气管上皮细胞增生和肉芽肿性肺炎，由于肉芽组织增生形成囊壁而变为囊肿。虫体死亡或转移后形成空囊，内容物被排出或吸收，纤维组织增生形成瘢痕。进入血流中的虫卵还会引起虫卵性栓塞。

剖检时，多器官可见虫体形成的囊肿，以肺脏最常见。肺脏中的囊肿多位于肺的浅层，一般豌豆大，稍突出于肺表面，呈暗红色或灰白色，有的单个存在，有的积聚成团，切开囊肿可见黏稠褐色液体，有时可见虫体，有时有脓汁，有时可见形成空囊。

四、诊断

根据流行病学、临床症状、粪便检查和寄生虫学剖检等进行综合诊断。在痰液和粪便中检出虫卵即可确诊。

粪便检查常用沉淀法检查虫卵。

痰液检查可用10%的氢氧化钠溶液处理痰液后，经离心沉淀，在沉淀物中检查。

剖检在肺部检查出虫体即可确诊。

五、治疗与预防

（一）治疗药物

（1）氯硝柳胺：按3～4 mg/kg体重，一次口服。

（2）阿苯达唑：按15～25 mg/kg体重，一次口服，每天1次，连用6天。

（3）吡喹酮：按3～10 mg/kg体重，一次口服。

（二）防制措施

在本地流行地区，杜绝以新鲜的溪蟹、蝲蛄作为犬、猫的食物；处理好犬、猫的粪便，并做无害化处理；销毁患病动物脏器；人尽量不要生食或半生食溪蟹、蝲蛄及其制品，不饮生水。

项目二　动物绦虫病防治

绦虫属于扁形动物门绦虫纲，其中圆叶目和假叶目绦虫常导致人畜的严重疾患。

任务一　绦虫的形态构造

绦虫(图 3-2-1)背腹扁平，呈带状。其虫体大小差异明显，如寄生在鸡小肠的少睾变带绦虫，体长仅 1.81～2.18 mm，而寄生在人小肠的牛带绦虫可达 25 m 以上。绦虫虫体由头节、颈节、体节(链节)组成。

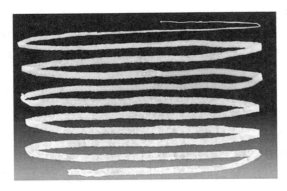

图 3-2-1　绦虫的外形

(1)头节：位于虫体的最前端，为吸附器官。根据头节上吸盘的不同可分为吸叶型、吸槽型和吸盘型。

(2)颈节：又称生长节，位于头节之后，和头节、体节的分界不明显，功能是不断生长出体节。

(3)体节：一般呈正方形，或长方形。根据位置和生殖器官发育阶段不同可分为未成熟节片、成熟节片和孕节。未成熟节片紧接在颈节之后，是尚未发育成熟的节片；成熟节片在未成熟节片之后，是生殖器官发育成熟的节片；最后是孕卵节片，节片内雌性生殖器官子宫内充满虫卵，其他生殖器官逐渐消失。

一、体壁

绦虫体壁的最外层是皮层，覆盖着体节的各个节片，其下为肌肉系统，由皮下肌层和实质肌组成。皮下肌层的外层为环肌，内层为纵肌，纵肌较为发达，贯穿整个肌层，当体节老化时，纵肌随之萎缩退化，从而自行从体节上脱落。

绦虫体壁的结构，见图 3-2-2。

二、内部器官

绦虫无体腔，由体壁围成一个囊状结构，称为皮肤肌肉囊。

(1)消化系统：因无消化道，以前简单地认为它们靠体壁的渗透作用吸收养料。自从电子显微

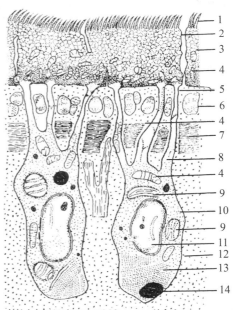

图 3-2-2　绦虫体壁的结构(引自汪明，2006)

1. 微绒毛　2. 孔道　3. 皮层　4. 线粒体
5. 基膜　6. 环肌　7. 纵肌　8. 连接管
9. 内质网　10. 电子致密细胞　11. 核
12. 实质　13. 蛋白质　14. 脂肪或糖原

镜应用后，观察到绦虫体壁的细微结构，从而对绦虫的消化生理有了进一步了解。营养吸收时靠皮层外的微绒毛，微毛尖端擦损宿主肠上皮细胞，使细胞质渗出于虫体周围，而由微毛的渗透作用吸收、合成和运输到各器官。

（2）循环呼吸系统：无循环呼吸系统，行厌氧呼吸。

（3）神经系统：从位于头节的中枢神经系统开始，向后纵走形成两侧主干及背腹侧辅干，共六条神经干，贯穿链体，在每个体节内有横支相连。

（4）排泄系统：在链体两侧各有 2 条纵排泄管，分为腹支、背支，位于复侧的较粗。横排泄管与纵排泄管相连，在最后体节游离缘中央有一排泄孔，当最后一节脱落后，每条排泄管各自开口。

（5）生殖系统：除个别外均为雌雄同体，其生殖器官特别发达，可以说链体就是由一连串生殖器官构成的。每个节片中有雌雄生殖器官 1～2 组，生殖器官的发育是从紧接颈节的幼节开始，最初的节片尚未出现雌、雄的性别特征，继后逐渐发育，开始先见到节片中出现雄性生殖器官，而后出现雌性生殖器官。圆叶目绦虫和假叶目绦虫的生殖系统如图 3-2-3、图 3-2-4 所示。

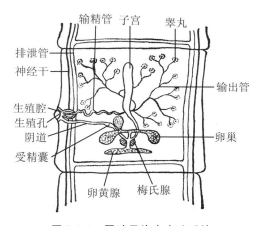

图 3-2-3　圆叶目绦虫生殖系统

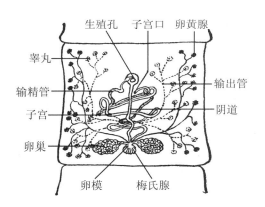

图 3-2-4　假叶目绦虫生殖系统

任务二　绦虫的发育生活史

绦虫的发育比较复杂，寄生在家畜的绝大部分的绦虫的发育都需要一个或两个中间宿主，才能完成其整个生活史。圆叶目绦虫通常需要一个中间宿主，假叶目绦虫需两个中间宿主。中间宿主是无脊椎动物中的环节动物、软体动物、甲壳类、昆虫和螨以及各种脊椎动物等。绦虫幼虫阶段又称中绦期。绦虫的成虫均为雌雄同体，在其终末宿主体内的受精方式大多为自体受精，但也有异体受精的。

一、假叶目绦虫的发育

假叶目绦虫的卵壳厚，其一端常有卵盖（图 3-2-5A）。假叶目绦虫的子宫向外开口，成熟的虫卵积累在子宫内并经子宫孔逐个排到宿主肠腔，随终末宿主粪便排出外界。虫卵必须在水中才能形成成熟的六钩蚴，能在水中游动，当虫卵进入中间宿主甲壳纲节肢动物后发育为中绦期——原尾蚴、实尾蚴。

以裂头绦虫为例，在被第一中间宿主剑水蚤吞食之后，就在剑水蚤体内发育为原尾蚴。含有原尾蚴的剑水蚤被第二中间宿主鱼、蛇、蛙及多种哺乳动物吞食之后，就逐渐发育为实尾蚴，又称为裂头蚴。含有实尾蚴的第二中间宿主组织被相应的终末宿主（如犬、猫、狼、狐狸等）吞食后，在终末宿主的消化道经消化液作用，蚴体逸出，吸附在肠壁上，逐渐发育为成虫。

二、圆叶目绦虫的发育

圆叶目绦虫的虫卵（图 3-2-5B）在子宫中已发育成熟，没有卵盖，卵内含有一个六钩蚴。这个六钩蚴由母体释放出来时已经发育成熟。圆叶目绦虫卵无纤毛，不能活动，需经中间宿主吞食后才能从胚膜内孵出，并在中间宿主体腔中发育为幼虫，即发育进入中绦期——似囊尾蚴、囊尾蚴、多头蚴、棘球蚴和链尾蚴等。

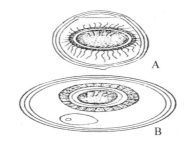

图 3-2-5　绦虫卵的模式构造（引自汪明，2006）

A. 假叶目绦虫卵　　B. 圆叶目绦虫卵

（1）似囊尾蚴：似囊尾蚴体形很小，前端有一个膨大的小囊，囊腔很小，其内有一个缩入头节，后部为一实心的尾状结构，其末端仍附有六钩蚴的小钩。寄生于畜禽体内许多绦虫的中绦期为这种类型，中间宿主为节肢动物和软体动物。

（2）囊尾蚴：囊尾蚴为半透明的囊体，囊内充满液体。囊壁外层为角质层，内壁为发生层，囊壁凹陷处含有头节一个，头节能向外翻出。带科、带属绦虫的中绦期均属于囊尾蚴类型，中间宿主为哺乳动物。

（3）多头蚴：1个囊壁的生发层上生出多个头节，呈一堆排列，每堆有 3～8 个不同发育期的头节。它是带科、多头属特有的幼虫期，其中间宿主是哺乳动物。

（4）棘球蚴：是绦虫的一种最复杂的幼虫，它是带科棘球属特有的幼虫期。囊内含有液体，外面覆盖有数层角质膜，角质膜下有生发囊。在囊壁上可形成大量的头节，称为原头蚴，其大多脱离囊壁而游离于囊液内，中间宿主为哺乳动物。

（5）链尾蚴：头节在体的前端，一个小囊泡在体末端，头节与囊泡之间有很长并且分成许多节但无性器官的链体。

图 3-26 所示为各种类型中绦期结构模式。

当终末宿主吞食了含有幼虫的中间宿主组织后，在胃肠道内经消化液的作用，蚴体逸出，头节外翻，吸附在肠壁上，逐渐发育为成虫。

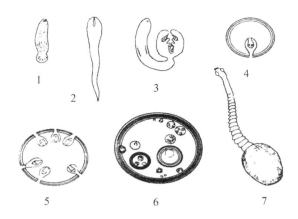

图 3-2-6 各种类型中绦期结构模式(引自孔繁瑶，1997)

1. 原尾蚴 2. 裂头蚴 3. 似囊尾蚴 4. 囊尾蚴 5. 多头蚴 6. 棘球蚴 7. 链尾蚴

任务三 猪囊尾蚴病防治

一、病原形态

猪囊尾蚴病病原是寄生在人体小肠内的带科、带属的猪带绦虫(又称猪有钩绦虫)的幼虫，呈椭圆形，米粒至黄豆大小，半透明，乳白色，内有无色透明的囊液，囊壁上有一粟粒大的头节，头节上有顶突及四个吸盘。本病是危害十分严重的人畜共患寄生虫病，在我国东北、华北、西南等地广泛流行。猪囊尾蚴病对人畜健康危害极大，是肉品卫生检疫的主要项目之一。

猪囊尾蚴，见图 3-2-7。猪带绦虫成虫的头节、成节和孕节的构造，见图 3-2-8。

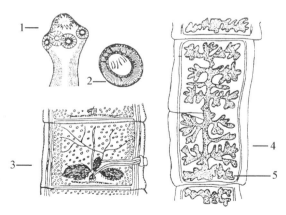

图 3-2-8 猪带绦虫成虫的头节、成节和孕节的构造(引自杨光友，2005)

1. 头节 2. 虫卵 3. 成节 4. 孕节 5. 子宫侧支

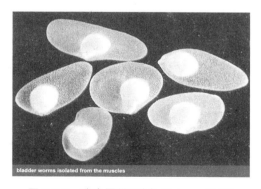

图 3-2-7 猪囊尾蚴(引自 Fisher，2005)

二、发育与传播

本病主要在发展中国家流行，一般发生在落后的地区。它和人们的饮食、生活习惯有很大关系，如少数地区生吃猪肉，生熟肉用同一菜板，农村人无厕所、猪无圈或人的厕所与猪圈相连所致等。

猪与野猪是最主要的中间宿主，人是猪有钩绦虫的终末宿主。

虫卵被猪或野猪等中间宿主吞入，六钩蚴逸出，钻入肠壁，经循环系统，随血流被带到各组织器官中。主要寄生于猪的肌肉中，以股、肩、心、舌、颈等处为多。到达寄生部位后经60～70天发育为成熟的囊尾蚴。

人吃了含有囊尾蚴肌肉后，囊尾蚴中的头节外翻吸附在肠壁上，经2～3个月发育为成虫，孕节和虫卵可随粪便排出。成虫寄生于人的小肠，幼虫猪囊尾蚴寄生于人的肌肉及心脏、肝、肺、肾、脑、眼等器官。

猪带绦虫的生活史，见图3-2-9。

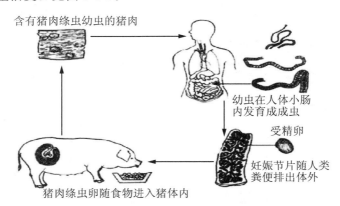

含有猪肉绦虫幼虫的猪肉

幼虫在人体小肠内发育成成虫

受精卵

妊娠节片随人类粪便排出体外

猪肉绦虫卵随食物进入猪体内

图3-2-9   猪带绦虫的生活史

三、症状与病变

猪囊尾蚴对猪的危害一般不明显。成熟的猪囊尾蚴的致病作用，很大程度上取决于致病部位，其次是数量。如寄生于肌肉中表现不明显，寄生于脑内可引起神经机能障碍。幼猪被大量寄生时，可能造成生长迟缓，发育不良。

四、诊断

肉品卫生检验时，如在肌肉中，特别是在心肌、咬肌、舌肌及四肢肌肉中发现囊尾蚴，即可确诊。

生前诊断比较困难，只有当舌部浅表寄生时，触诊可发现结节，但阴性者不能排除感染。免疫学检查方法有多种，如酶联免疫吸附试验、变态反应、环状沉淀试验、对流免疫电泳等方法。

五、治疗与预防

（一）治疗措施

（1）吡喹酮：按30～60 mg/kg体重，用药3次。

（2）丙硫咪唑：按30 mg/kg体重，用药3次。

（二）防制措施

（1）积极普查猪带绦虫病患者，对患者进行驱虫。

（2）搞好城乡肉品卫生检验工作，严格按国家有关规程处理有病猪肉，严禁未经检验的猪肉供应市场或自行处理。

（3）管好厕所，管好猪，防止猪吃病人粪便。做到人有厕所猪有圈，不使用连茅圈。

（4）注意个人卫生，改变饮食习惯，人不吃生或半生的猪肉。

任务四　牛羊莫尼茨绦虫病

牛羊莫尼茨绦虫病是由裸头科莫尼茨属的莫尼茨绦虫寄生于牛羊小肠内引起的疾病。本病常呈地方性流行，特别对羔羊和犊牛危害严重，不仅影响幼畜的生长发育，甚至可引起死亡，在我国西北、华北、东北牧区普遍存在。莫尼茨绦虫成虫，见图 3-2-10。

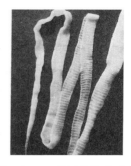

图 3-2-10　莫尼茨绦虫成虫

一、病原形态

我国常见的主要有两种：扩展莫尼茨绦虫和贝氏莫尼茨绦虫。扩展莫尼茨绦虫成虫虫体大，呈乳白色，虫体可达 10 m，宽 16 mm，虫卵近似三角形；贝氏莫尼茨绦虫呈黄色，体长可达 4 m，宽 26 mm，虫卵为四角形。

二、发育与传播

莫尼茨绦虫的生活史（图 3-2-11）必须有中间宿主地螨的参加才能完成。地螨吞食莫尼茨绦虫虫卵和孕卵节片而感染，在地螨体内发育为似囊尾蚴。当含有似囊尾蚴的地螨随草被牛羊吞食，地螨被消化液分解，似囊尾蚴用吸盘吸附在肠壁上寄生，发育为成虫。

感染季节和地螨生活习性、气候条件而异，在中国南方地区，春季最易感，2—3 月开始感染，4—6 月达感染高峰，一般动物年龄越小，感染性越高。

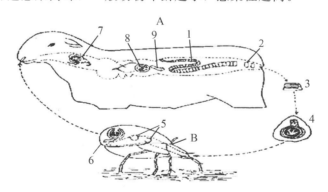

图 3-2-11　莫尼茨绦虫的生活史（引自孔繁瑶，1997）

A. 1. 成虫　2、3. 孕卵节片　4. 六钩蚴　5～9. 似囊尾蚴

B. 地螨

三、症状与病变

一般表现为食欲减退，精神不振，虚弱，发育迟滞，被毛逆乱；严重时，可下痢，迅速消瘦、贫血、口色淡白。有时幼畜出现痉挛或回转运动，空口咀嚼，口吐白沫等。剖检可见胸腔、腹腔内有浑浊的液体，肠黏膜、心内膜和心包膜有明显的小出血点，虫体寄生处卡他性肠炎。当出现神经症状时，注意和脑多头蚴病进行鉴别。

四、诊断

检查粪便中有绦虫孕节或虫卵而确诊。

(1)在粪便中发现大量虫卵和节片，孕卵节片呈黄或白色。

(2)用饱和盐水进行漂浮检查，镜检，发现大量虫卵和节片即可确诊。

五、治疗与预防

(一)治疗措施

(1)吡喹酮：按 10～15 mg/kg 体重，一次口服。

(2)丙硫咪唑：按 10～20 mg/kg 体重，一次口服。

(3)氯硝柳胺：按 60～80 mg/kg 体重，一次口服。

(二)防制措施

(1)坚持每年春秋进行预防性驱虫，以控制本病的发生。

(2)避免在潮湿、有地螨滋生的草地放牧。

(3)注意圈舍卫生，加强粪便管理，对粪便和垫草要堆肥发酵，杀死粪内虫卵。

(4)提倡圈养，有条件的地方最好轮流放牧。

(5)加强饲养管理，合理补充精料，增加畜体的抗病力。

任务五　脑多头蚴病防治

脑多头蚴病是由多头带绦虫的幼虫——脑多头蚴(俗称脑包虫)所引起的。多头绦虫属于带科多头属。成虫在终末宿主犬、豺、狼、狐狸等的小肠内寄生。幼虫寄生在绵羊、山羊、黄牛、牦牛和骆驼等有蹄动物的大脑、肌肉、延脑、脊髓等处。人也能偶然感染。它是危害绵羊和犊牛的严重寄生虫病，尤以两岁以下的绵羊易感。

一、病原形态

脑多头蚴呈囊泡状，囊体由豌豆到鸡蛋大，囊内充满透明液体，囊壁由两层膜组成，外膜为角皮层，内膜为生发层，其上有许多原头蚴，原头蚴直径为 2～3 mm，数目 100～250 个。成虫长 40～100 cm，头节有 4 个吸盘，成熟节片有一组生殖器官，睾丸约 300 个，卵巢分两叶，孕节含充满虫卵的子宫，子宫每侧有 14～26 个侧枝，并有再分支，但数目不多。卵为圆形，直径 41～51 μm。脑多头绦虫，见图 3-2-12。

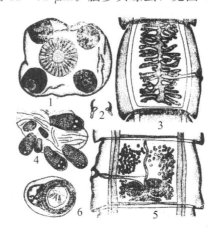

图 3-2-12　脑多头绦虫(引自李国清，1999)

1. 头节　2. 小吻钩　3. 孕节　4. 多头蚴原头节　5. 成节　6. 虫卵

二、发育与传播

成虫寄生在犬、豺、狼、狐狸等小肠，其孕节脱落后随宿主粪便排出体外，虫卵被中间宿主牛、羊等吞食，六钩蚴在胃肠道内逸出，随血流被带到脑脊髓中，经 2～3 个月发育为多头蚴。终末宿主吞食了含有多头蚴的脑脊髓，原头节附着在小肠壁上逐渐发育，经 47～73 天发育为成熟。

三、症状与病变

有前期与后期的区别，前期症状一般表现为急性型，后期为慢性型；后期症状又因病原体寄生部位的不同且其体积增大程度的不同而异。

（1）前期症状：以羔羊的急性型最为明显，感染初期，六钩蚴移行引起脑部炎症，表现为体温高，患畜作回旋、前冲或后退运动；有时沉郁，长期躺卧，脱离畜群。

（2）后期症状：典型症状为"转圈运动"，所以通常又将多头蚴病的后期症状称为"回旋病"。其转圈运动的方向与寄生部位是一致的，即头偏向病侧，并且向病侧做转圈运动。多头蚴囊体越大，动物转圈越小。对侧视神经乳突常有充血与萎缩，造成视力障碍以至失明。囊体大时，头骨，骨质变薄，松软，甚至穿孔，致使皮肤向表面隆起。

四、诊断

由于多头蚴病经常有特异的症状，容易与其他疾病相区别；但要注意与某种特殊情况下的莫尼茨绦虫病、羊鼻蝇蛆病以及脑瘤或其他脑病相区分，这些疾病一般不会有头骨变薄、变软和皮肤隆起的现象。此外还可用变态反应原（用多头蚴的囊液及原头蚴制成乳剂）注入羊的上眼睑内作诊断。近年采用酶联免疫吸附试验（ELISA）诊断，有较强的特异性、敏感性，且没有交叉反应，是多头蚴病早期诊断的好方法。

羊多头蚴病转圈运动，见图 3-2-13。

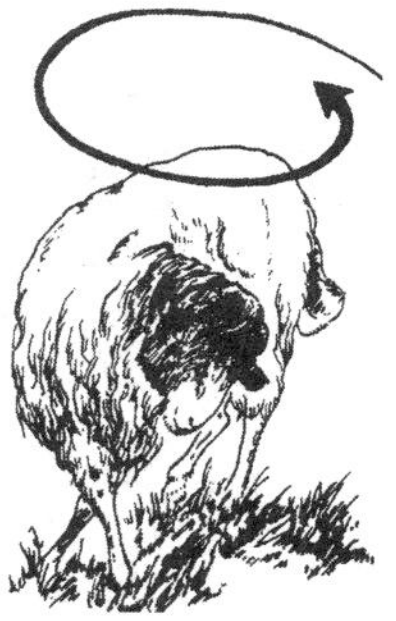

图 3-2-13　羊多头蚴病转圈运动

（引自孔繁瑶，1997）

五、治疗与预防

（一）治疗药物

感染初期（急性型）尚无有效疗法。在后期多头蚴发育增大能被发现时，可根据包囊的所在位置，用外科手术将头骨开一圆口，先用注射器吸去囊中液体，使囊体缩小，而后摘除之。但这种方法，一般只能应用于脑表面的虫体。在深部的囊体，如能采用 X 射线或超声波诊断确定其部位，亦有施行手术之可能。

近年来，用丙硫咪唑和吡喹酮进行治疗均已获得较满意的效果。

（二）防制措施

只要不让犬吃到带有多头蚴的羊等动物的脑和脊髓，则此病即可得到控制。另外，患畜的头颅脊柱应予烧毁；患多头绦虫的犬必须驱虫。

任务六　棘球蚴病防治

棘球蚴病又称包虫病，由带科的细粒棘球绦虫的中绦期幼虫——棘球蚴寄生于羊、牛、马、猪和人的肝、肺等器官中引起的一种严重的人畜共患寄生虫病。通常呈慢性经过，危害严重。分布比较广泛，几乎遍及世界各国，许多畜牧业发达的地区，多是本病流行的自然疫源地。我国感染主要流行于西北地区，而在东北、华北和西南地区也有报道，上海和福建等地屠宰场有零星发现。

一、病原形态

棘球蚴的形状常因其寄生部位的不同而有不少变化，一般近似球形（图 3-2-14），直径为 5～10 cm，小的仅有黄豆大，巨大的虫体直径可达 50 cm，含囊液超过 10 L。棘球蚴的囊壁分为两层，外为乳白色的角质层，内为生发层，生发层含有丰富的细胞结构，并有成群的细胞向囊腔内芽生出有囊腔的子囊和原头蚴，有小蒂与母囊的生发层相连接或脱落后游离于囊液中成为棘球沙。子囊壁的构造与母囊相同，其生发层同样可以芽生出不同数目的孙囊和原头蚴（有些子囊不能长孙囊和原头蚴，称为不育囊，能长孙囊和原头蚴的子囊称为育囊）。

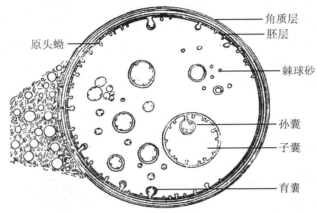

图 3-2-14　棘球蚴模式图（引自孙义临，1981）

成虫细粒棘球绦虫（图 3-2-15）很小，全长 2～6 mm，由 1 个头节和 3～4 个节片构成。头节有吸盘、顶突和小钩。成节含雌雄生殖器官各一套，生殖孔不规则交替开口于节片侧缘的中线后方，睾丸有 35～55 个，雄茎囊呈梨状；卵巢左右两瓣，孕节子宫膨大为盲囊状，内充满着 500～800 个虫卵，虫卵直径为 30～36 μm，外被一层辐射状的胚膜。

二、发育与传播

寄生于犬科动物小肠的细粒棘球绦虫成熟后，虫卵或孕节随犬粪便大量排出，被猪、牛及羊等经口感染后，六钩蚴逸出进入血液循环，大部分停留在肝内，一部分到达肺寄生，少数到其他脏器，经 5～6 个月发育为成熟的棘球蚴。犬在本病的流行上有重要的意义，犬科动物食入棘球蚴后，在小肠内经 7 周发育为成虫。本病在牧区感染严重，由于牲畜种类多，接触感染机会多，导致流行普遍。

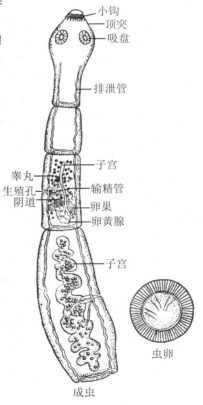

图 3-2-15　细粒棘球绦虫

（引自孙义临，1981）

三、症状与病变

寄生数量少时，表现消瘦、被毛粗糙逆立、咳嗽等症状。多量虫体寄生时，肝肺高度萎缩，患畜逐渐消瘦，肋下出现肿胀和疼痛，终因恶病质或窒息而死亡。猪的症状不如牛羊明显。剖检可见肝、肺体积增大，表面凹凸不平，可找到棘球蚴，同时可观察到囊泡周围的实质萎缩。也可偶然见到一些缺乏囊液的囊泡残迹或干酪变性和钙化的棘球蚴及化脓病灶。

四、诊断

生前诊断比较困难。根据流行病学和临床症状，采用皮内变态反应、IHA 和 ELISA 等方法对动物和人的棘球蚴病有较高的检测率。对动物尸体剖检时，发现棘球蚴可以确诊。

五、治疗与预防

（一）治疗药物

1. 对棘球蚴可用

（1）丙硫咪唑：按 90 mg/kg 体重，连服 2 次，对原头蚴的杀虫率为 82%～100%。

（2）吡喹酮：按 25～30 mg/kg 体重，投服。

2. 对犬的细粒棘球绦虫驱虫

（1）吡喹酮：按 5～10 mg/kg 体重，一次口服；吡喹酮药饵（蛋白淀粉型），按 2.1 mg/kg 体重，驱虫率达 100%。

（2）氢溴酸槟榔碱：按 1～2 mg/kg 体重，绝食 12 h 后给予。

（3）盐酸丁奈眯片：按 25～50 mg/kg 体重，绝食 3～4 h 投药。

（二）防制措施

严格执行屠宰牛、羊的兽医卫生检验及屠场的卫生管理，发现棘球蚴应销毁，严禁喂犬。加强畜牧卫生管理，避免饲料、水源被犬粪污染。犬等终末宿主应严格驱虫。

任务七　禽戴文绦虫病防治

戴文绦虫病是由戴文科的赖利属和戴文属的绦虫寄生于禽类小肠中引起的疾病。常见的有四角赖利绦虫、棘沟赖利绦虫、有轮赖利绦虫和节片戴文绦虫。前三种主要寄生在鸡和火鸡的小肠中，节片戴文绦虫寄生在鸡、鸽、鹌鹑的十二指肠中。

一、病原形态

四角赖利绦虫：寄生于家鸡和火鸡的小肠后半部，虫体长达 25 cm，是鸡最大的绦虫。头节较小，顶突上有 1～3 行小钩。吸盘卵圆形，上有小钩。成节的生殖孔位于一侧，孕节中每个卵囊内含卵 6～12 个，虫卵直径为 25～50 μm。

棘沟赖利绦虫：寄生于家鸡和火鸡的小肠，大小和形状颇似四角赖利绦虫。但其顶突上有 2 行小钩。吸盘呈圆形，上有小钩。生殖孔位于节片一侧的边缘上，孕节内的子宫最后形成 90～150 个卵囊，每一卵囊含虫卵 6～12 个。虫卵直径为 25～40 μm。

有轮赖利绦虫：寄生于鸡的小肠内，虫体较小，一般不超过 4 cm。头节大，顶突宽而厚，形似轮状，突出于前端，上有两行小钩，吸盘上无小钩。生殖孔在体侧缘上不规则交替排列。孕节中含有许多卵囊，每个卵囊内仅有一个虫卵，虫卵直径 75～88 μm。

节片戴文绦虫：成虫短小，仅有 0.5～3.0 mm 长，由 4～9 个节片组成。头节小，顶突和吸盘上均有小钩，但易脱落。生殖孔规则地交替开口于每个体节的侧缘前部。雄茎囊长，可达体宽的一半以上。睾丸12～15个，排成两列，位于体节后部。孕节子宫分裂为许多卵囊，每个卵囊只含一个六钩蚴。

固着在小肠内的戴文绦虫，见图3-2-16。

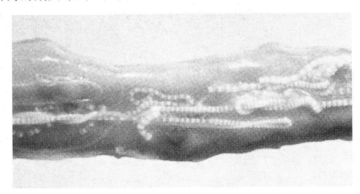

图3-2-16　固着在小肠内的戴文绦虫

二、发育与传播

本病分布广泛，对养鸡业危害最为严重，常为几种绦虫的混合感染。

四角赖利绦虫和棘沟赖利绦虫的中间宿主是蚂蚁；有轮赖利绦虫的中间宿主为金龟子和家蝇；节片戴文绦虫的中间宿主为蜗牛和蛞蝓。当鸡吃了中间宿主而感染，幼虫进入小肠发育为成虫。

三、症状与病变

本病表现为肠炎、消瘦、贫血、鸡冠苍白、精神萎顿、呼吸困难、粪便稀薄或混有血样黏液、产蛋量显著减少、病禽因体弱消瘦或伴发其他疾病而死亡。

四、诊断

从粪便中查出孕卵节片或卵囊或虫卵，并结合剖检部分患鸡在肠道内找到虫体可确诊。

五、治疗与预防

(一)治疗措施

(1)丙硫咪唑：按10 mg/kg体重，一次口服。

(2)硫双二氯酚：按80 mg/kg体重，一次口服。

(二)防制措施

进行定期驱虫，及时清除粪便并作无害处理；定期检查，治疗病禽；在圈舍内外对中间宿主进行捕杀。

任务八　细颈囊尾蚴病防治

细颈囊尾蚴病俗称水铃铛，是由泡状带绦虫的幼虫寄生于牛、羊、猪等动物的肝脏、浆膜大网膜、肠系膜等处所致的疾病。细颈囊尾蚴主要引起家畜尤其是羔羊、仔猪和犊牛的生长发育受阻，体重减轻，当大量感染时可因肝脏严重受损而导致死亡。

一、病原形态

细颈囊尾蚴的幼虫呈囊泡状，内含透明的液体，黄豆至鸡蛋大小，肉眼可见囊壁上有一乳白色头节，头节外翻有一细长颈部，故称细颈囊尾蚴(图 3-2-17)。

成虫长 1.5～2 m，由 250～300 个节片组成，头节小，呈球形，头节上具有顶突，顶突上具有两列小钩。成熟节片有雌雄性生殖器官各一组，生殖孔不规则开口于节片的两侧，孕节子宫每侧的分支数为 10～16 个，每个侧枝又有小分支。

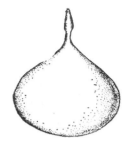

图 3-2-17　细颈囊尾蚴

(引自汪明，2006)

二、发育与传播

成虫在终末宿主犬、猫等肉食动物小肠内寄生，孕节和虫卵随粪便排出虫卵，虫卵污染了牧草、饲料和饮水后，被中间宿主猪、牛、羊等动物吞食，则在消化道逸出六钩蚴，然后钻入血管，随血到肝表面和腹腔内发育，再经 1～2 个月发育为成熟的细颈囊尾蚴。

三、症状与病变

细颈囊尾蚴对仔猪和羔羊的危害较为严重。幼虫移行中形成虫道，损伤肝组织引起肝炎，表现为消瘦、虚弱、食欲减少或废绝、黄疸等，如大量感染引起急性死亡；幼虫移行到腹腔，引起局限性或弥漫性腹膜炎；幼虫移行到肺脏，可出现支气管炎和胸膜炎，体温升高。

四、诊断

生前诊断较困难，可用血清学诊断。一般在死后剖检发现细颈囊尾蚴可确诊。

五、治疗与预防

可采用吡喹酮等药物进行治疗。严禁犬类进入屠宰场，禁止把含细颈囊尾蚴的脏器丢弃喂犬；防止犬入猪、羊舍散布虫卵。

任务九　曼氏裂头蚴病防治

曼氏裂头蚴病是由曼氏迭宫绦虫引起的人兽共患寄生虫病。曼氏裂头蚴的成虫可寄生在猫、狗的肠道中，偶寄生于人的肠道、肌肉、皮下组织、结缔组织、胸腹腔等处而引起的严重寄生虫病。

一、病原形态

成虫形态为白色长带形，约 300 mm×0.7 mm，头端膨大，中央有一明显凹陷，是与成虫头节略相似；体不分节但具有不规则横皱褶，后端多呈钝圆形，活动时伸缩能力很强。成节和孕节的结构基本相似，均具有发育成熟的雌、雄性生殖器官各 1 套。

二、发育与传播

裂头蚴的生活史中需要 2 个中间宿主。第一中间宿主是剑水蚤，第二中间宿主主要是蝌蚪。而蛙、蛇、禽、猪、人等常作为其贮藏宿主。虫卵随犬猫粪便排出，并在水中孵出钩球蚴，钩球蚴被剑水蚤吃后，便继续发育成原尾蚴。当剑水蚤被蝌蚪食入后，原尾蚴发育成裂头蚴，当蝌蚪变成青蛙，裂头蚴转移至肌肉等处，犬猫食入青蛙，裂头蚴钻入犬猫小肠，发育成成虫。而贮藏宿主(如人等)，进食了未煮开含虫卵的水或含有原尾蚴、裂头蚴的食物后，幼虫通过血液循环进入大脑，并在脑中游走，吸取脑细胞营养发育长大。

曼氏裂头蚴生活史，见图 3-2-18。

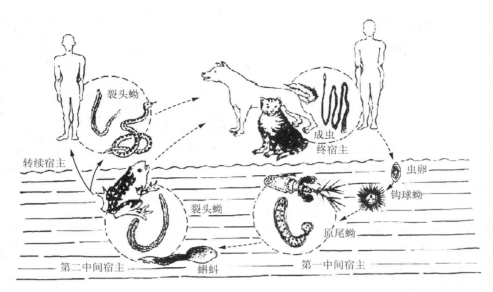

图 3-2-18　曼氏裂头蚴生活史

三、症状与病变

当虫体在体内大量寄生时，虫体头部的小钩和吸盘咬附在小肠黏膜上，引起肠黏膜损伤和肠炎，虫体吸取机体大量的营养，给犬生长发育造成障碍；使机体营养不良、消瘦、贫血。虫体在代谢过程中，不断分泌毒素，刺激机体，可出现神经症状。虫体在肠道中聚集成团，可造成肠阻塞、肠扭转、肠套叠及肠穿孔等症状。

四、诊断

曼氏迭宫绦虫成虫感染可以用粪检虫卵以确诊。曼氏裂头蚴病则主要靠从局部检出虫体作出诊断，询问病史有一定参考价值，必要时还可以进行动物感染实验。

五、治疗与预防

（一）治疗药物

裂头蚴病只要能够及时确诊，预后较好。裂头蚴主要靠手术摘除，只有将虫体尤其是头部取尽，才能根治。吡喹酮、阿苯达唑等药驱虫治疗也有一定疗效。

（二）防制措施

裂头蚴病的病症危害巨大且不易治愈，如何预防就成了关键。改变不良习惯，不用蛙肉、蛇肉、蛇皮贴敷皮肤、伤口，不生食或半生食蛙、蛇、禽、猪等动物的肉类，不生吞蛇胆，不饮用生水等是预防本病的有效措施。

任务十　犬猫绦虫病防治

寄生于犬猫的绦虫种类较多，这些绦虫对犬猫的危害较大，虫体大量夺取宿主的营养，造成营养缺乏，发育不良。比较常见的是犬复孔绦虫、泡状带绦虫、细粒棘球绦虫和曼氏迭宫绦虫。

一、病原种类

1. 犬复孔绦虫

犬复孔绦虫病是由囊宫科复殖孔属中的犬复孔绦虫寄生在终末宿主肠道内所引起的疾

病。中间宿主为犬、猫蚤和犬猫虱。

2. 泡状带绦虫

泡状带绦虫主要寄生于犬猫的小肠，其孕节随宿主粪便排出后，被中间宿主吞食了虫卵后，六钩蚴在消化道逸出。其幼虫细颈囊尾蚴，寄生在猪、羊、牛的肠系膜、大网膜、肝和横膈膜等处，严重感染时可进入胸腔寄生于肺中。

3. 细粒棘球绦虫

细粒棘球绦虫虫体很小，仅有 2～7 mm 长，由头节和 3～4 个节片组成。头节上有 4 个吸盘，顶突有 36～40 个小钩，排成两行。孕节子宫侧枝为 12～15 对。表现消瘦、咳嗽及胃肠道症状。其幼虫为棘球蚴，寄生于牛羊等动物。

4. 曼氏迭宫绦虫

曼氏迭宫绦虫寄生于犬、猫的小肠内，幼虫为曼氏裂头蚴。当犬、猫吞食了受感染的青蛙等第二中间宿主后，裂头蚴在其肠内约经 3 周发育为成虫。

二、症状与病变

通常呈慢性经过，轻度感染时无明显症状。患犬猫经常出现不明原因的腹部不适，食欲反常，不定期呕吐、腹泻、消化不良，甚至便秘和腹泻交替发生，肛门瘙痒等症状，出现贫血、消瘦。高度衰弱时犬猫常痴睡，有的犬还出现神经症状，兴奋扑人或沉郁，四肢痉挛或麻痹。虫体成团时亦能堵塞肠管，导致肠梗阻、肠套叠、肠扭转，甚至肠破裂等急腹症。

三、诊断

依据临床症状，结合粪检虫卵结果加以判定。如发现患病犬猫的粪便及肛门周围，经常有类似大米粒的白色或淡黄色孕卵节片即可确诊，也可用饱和盐水漂浮法检查粪便虫卵或在镜下观察节片确诊本病。

四、治疗与预防

(一)治疗药物

(1)氢溴酸槟榔素：犬 1～2 mg/kg 体重，一次内服，犬进食后 12～24 h 内喂服，防止服药后发生呕吐。

(2)吡喹酮：犬 5 mg/kg 体重，猫 2 mg/kg 体重，一次内服。

(3)丙硫苯咪唑：犬 10～15 mg/kg 体重，一次内服。

(4)氯硝柳胺(灭绦灵)：犬、猫 100～150 mg/kg 体重，一次内服，用药前停食 12 h，但对细粒棘球绦虫无效。

(二)防制措施

(1)跳蚤可传染犬猫绦虫，猫捕食鼠也可感染泡状带绦虫。每季度药物驱虫一次，驱虫时，要把犬猫固定在一定的范围内，以便收集排出带有虫卵的粪便，彻底销毁，防止散播病原。

(2)对犬猫生活环境和用具进行消毒，每天清除犬猫的粪尿及其排泄物，每个星期用低毒的化学药消毒一次，每个月应该进行一次彻底的清洁消毒工作。

(3)不喂生肉、生鱼，不以肉类联合加工厂的废弃物，特别是没有通过无害化处理的非正常肉及内脏喂犬和猫。

项目三　动物线虫病防治

线虫是地球上最多样性的生物类群之一，数量大，种类多，已知的有 50 万种。在动物蠕虫中，线虫占有一半以上，其中大部分线虫属于土源性寄生虫，因其生活史简单，不需要中间宿主，所以线虫分布十分广泛，没有较大的地域性限制。各种动物、各种脏器和组织都有线虫的寄生，而且在宿主体内，常呈多种寄生线虫混合寄生。

任务一　线虫的形态构造

线虫一般为两侧对称，圆柱形或纺锤形，有的呈线状或毛发状。前端钝圆，后端较尖细，不分节。活体呈乳白色或淡黄色，吸血的虫体略带红色。线虫大小差别很大，小的仅 1 mm 左右，最长可达 1 m 以上。寄生性线虫均为雌雄异体，一般为雄虫小，雌虫大。线虫整个虫体可分为头、尾、背、腹和两侧。

一、体壁

线虫体壁由角皮（角质层）、皮下组织和肌层构成。角皮光滑或有横纹、纵线等。有些线虫体表还常有由角皮参与形成的特殊构造，如头泡、颈泡、唇片、叶冠、颈翼、侧翼、尾翼、乳突、交合伞等，有附着、感觉和辅助交配等功能，其位置、形状和排列是分类的依据。皮下组织在背面、腹面和两侧的中部增厚，形成四条纵索，在两侧索内有排泄管，背索和腹索内有神经干。体壁包围的腔（假体腔）内充满液体，其中有器官和系统。

二、消化系统

消化系统包括口孔、口腔、食道、肠、直肠、肛门。口孔位于头部顶端，常有唇片围绕，无唇片者，有的在口缘部发育为叶冠、角质环（口领）等。有些线虫的口腔内形成硬质构造，称为口囊，有些在口腔中有齿或切板等。食道多呈圆柱状、棒状或漏斗状，有些线虫食道后部膨大为食道球。食道的形状在分类上具有重要意义。食道后为管状的肠、直肠，末端为肛门。雌虫肛门单独开口。雄虫的直肠和肛门与射精管汇合为泄殖腔，开口在泄殖孔，其附近乳突的数目、形状和排列具有分类意义。

三、排泄系统

排泄系统有两条从后向前延伸的排泄管在虫体前部相连，排泄孔开口于食道附近的腹面中线上（注意：有些线虫无排泄管而只有排泄腺）。

四、神经系统

位于食道部的神经环相当于中枢，由此向前后各伸出若干条神经干，分布于虫体各部位，体表有许多乳突，如头乳突、唇乳突、颈乳突、尾乳突或生殖乳突等，均是神经感觉器官。部分线虫除了头感器，甚至分化出尾感器，因此，有无尾感器常是线虫分类的依据。

五、生殖系统

线虫绝大多数为雌雄异体。其尾部存在较为直观区别，雌虫尾部较直，雄虫尾部弯曲或卷曲；因其体内载有大量虫卵，一般雌虫较大。

雌性生殖器官多为双管型（双子宫型），少数单管型（单子宫型），个别为多管型。雌性生殖器官包括卵巢、输卵管、子宫、阴道、阴门。有些虫种在子宫和阴道的交汇处还有肌质的排卵器，它可以辅助排卵；有的线虫还有一个明显的阴门盖。依虫种的不同，阴门可位于虫体腹面的前部、中部或后部。阴门及阴门盖的形态及位置通常具有分类意义。

雄性生殖器官通常为单管型，由睾丸、输精管、贮精囊、射精管、泄殖孔组成。睾丸产生的精子经输精管进入贮精囊，交配时，精液从射精管进入泄殖腔，经泄殖孔射入雌虫阴门。雄虫尾部有两种类型，尾翼不发达，有性乳突；尾翼发达，演化为交合伞。交合伞它由两个侧叶和一个小的背叶组成，由肋支撑着。肋一般对称排列，可分为腹肋组、侧肋组、背肋组三组。腹肋组又可细分为前腹肋和侧腹肋；侧肋组可细分为前侧肋、中侧肋和后侧肋；背肋组包括一对外背肋及一个背肋，背肋的远端有时再分为数枝。

毛圆线虫阴门盖电子显微镜扫描图，见图 3-3-1。雄虫生殖器官，见图 3-3-2。圆形线虫雄虫尾部构造，见图 3-3-3。

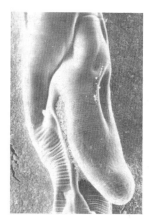

图 3-3-1　毛圆线虫阴门盖电子显微镜扫描图

（引自 Urquhart 等，1996）

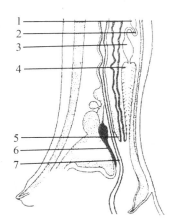

图 3-3-2　雄虫生殖器官（引自陈心陶，1960）

1. 睾丸　2. 输精管　3. 贮精管　4. 胶黏腺
5. 射精管　6. 引带　7. 交合刺

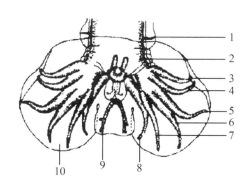

图 3-3-3　圆形线虫雄虫尾部构造

1. 伞前乳突　2. 交合刺　3. 前腹助　4. 侧腹肋　5. 前侧肋
6. 中侧肋　7. 后侧肋　8. 外背肋　9. 背肋　10. 交合伞膜

任务二　线虫的发育生活史

雌虫与雄虫交配受精，大部分线虫为卵生，有的为卵胎生或胎生。卵生是指虫卵尚未分裂，处于单细胞期，如蛔虫卵；卵胎生是指虫卵处于早期分裂状态，即已形成胚胎，如后圆线虫卵；胎生是指雌虫直接产出早期幼虫，如旋毛虫。

线虫的发育都要经过 5 个幼虫期，每期之间均要进行蜕皮（蜕化），因此，需有 4 次蜕皮。前 2 次蜕皮在外界环境中完成，后 2 次在宿主体内完成。绝大多数线虫虫卵发育到第 3 期幼虫才具有感染性，称为感染性幼虫。如果感染性幼虫在卵壳内不孵出，该虫卵称为感染性虫卵，或侵袭性虫卵。蜕皮指的是幼虫脱去旧角皮，新生一层新角皮的过程。蜕皮时幼虫处于不生长、不采食、不活动的休眠状态。

根据线虫在发育过程中是否需要中间宿主，可分为直接发育型（土源性）线虫和间接发育型（生物源性）线虫两种类型。

直接发育型线虫的发育不需要中间宿主，幼虫在外界环境中（如土壤及粪便）孵化、蜕皮 2 次，发育成为含有幼虫的感染性三期虫卵，被终末宿主食入；也有些是穿过终末宿主皮肤而被感染。由于直接发育型线虫通常在土壤中发育到感染期，故又称为土源性线虫。这种无须中间宿主的发育模式包括蛲虫型、毛尾线虫型、蛔虫型、圆线虫型、钩虫型。

间接发育型线虫的发育需要中间宿主（如昆虫和软体动物等）的参与，幼虫通常在中间宿主体内经 2 次蜕皮发育为感染性三期幼虫；终末宿主因摄食了含有感染性幼虫的中间宿主，或中间宿主吸血、采食时将感染性幼虫输入终末宿主而感染。由于间接发育型线虫在中间宿主体内发育到感染期，故又称为生物源性线虫。这种需中间宿主的发育模式包括有旋尾线虫型、后圆线虫型、丝虫型、龙线虫型、旋毛虫型。

任务三　旋毛虫病防治

旋毛虫病是由毛尾目、毛形科、毛形属的旋毛形线虫所引起的一种人兽共患寄生虫病。成虫寄生于肠道，幼虫寄生于横纹肌。人以及猪、鼠、犬、猫、狐、狼等 50 多种动物均可感染。该病是肉品卫生检验的重要项目之一，在公共卫生上具有十分重要的意义。

一、病原形态

旋毛虫成虫细小，呈毛发状，虫体前端较后端细（图 3-3-4）。消化道为一简单管道，由口腔、食道、有刷状缘的中肠及后肠组成。食道约占整个体长的 1/3，其前端无食道腺细胞围绕，其后的全部长度均有相叠置的食道腺细胞。雄虫长 1～1.8 mm，尾端有后肠开口的泄殖孔，泄殖孔外侧具有 1 对呈耳状的交配叶，内侧有 2 对小乳突。无交合刺及刺鞘。雌虫长 1.5～4 mm，肛门位于尾端，阴门开口于食道中部，卵巢位于虫体的后部，呈管状。卵

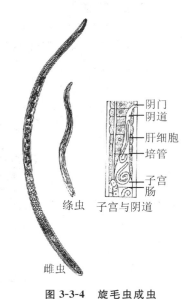

图 3-3-4　旋毛虫成虫

（引自孔繁瑶等，2002）

巢之后连有一短而窄的输卵管，在输卵管和子宫之间为受精囊。在子宫内可以观察到早期的幼虫。旋毛虫属胎生，通常将寄生于小肠的成虫称为肠旋毛虫，寄生于横纹肌的幼虫称为肌旋毛虫。

二、发育与传播

宿主因摄食了含有包囊幼虫的动物肌肉而感染（图 3-3-5），在胃蛋白酶作用下，肌组织及包囊被溶解，从而释放出幼虫。之后幼虫进入十二指肠和空肠的黏膜细胞内，在 48 h 内，经 4 次蜕皮即可发育为性成熟的肠旋毛虫。雌雄成虫交配后，雄虫大多死亡，排出宿主体内。雌虫受精后虫体钻入肠腺或肠黏膜中继续发育，于感染后 5～10 天，子宫内受精卵经过了胚胎发生期而发育为新生幼虫，并从阴门排出。雌虫的产幼虫期可持续 4～16 周。在此期间，一条雌虫可以产 1 000～10 000 条幼虫。雌虫的寿命一般为 1～4 个月，其死亡后随宿主粪便排出体外。

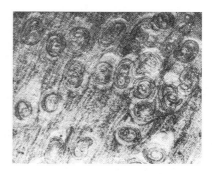

图 3-3-5　肌肉中的旋毛虫包囊幼虫

（引自朱兴全等，1993）

雌虫所产生的新生幼虫经肠系膜进入局部的淋巴管和小静脉，随淋巴和血液循环进入右心，再经肺循环回到左心，然后再随体循环到达身体各部，但只有移行到横纹肌内的幼虫才能进一步发育。血液中出现大量的幼虫是在感染后的 10～15 天。刚产生的幼虫呈圆柱状或棒状，长为 75～125 μm，它们在进入横纹肌细胞后迅速发育为感染性第一期幼虫即停止生长，并开始卷曲。幼虫的机械和代谢产物的刺激，使肌细胞受损，出现炎性细胞浸润和纤维组织增生，从而在虫体周围形成包囊。包囊呈梭形，其中一般含有 1 条幼虫，但有的可达 3～7 条。幼虫在包囊内充分卷曲，只要宿主不死亡，含幼虫的包囊则可一直持续有感染性。即使在包囊钙化后，幼虫仍可存活数年，甚至长达 30 年。若被另一宿主食入，则肌旋毛虫又可在新宿主体内发育为成虫，又开始其新的生活史。

旋毛虫的发育不需要在外界进行，成虫和幼虫寄生于同一宿主，其先为终末宿主后为中间宿主，但要延续生活史必须更换宿主。

旋毛虫生活史，见图 3-3-6。

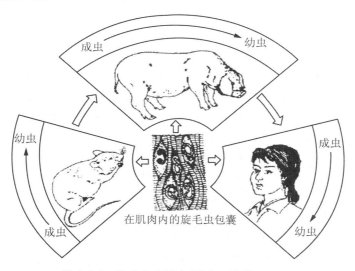

成虫　　　幼虫

幼虫　　　成虫

在肌肉内的旋毛虫包囊

成虫　　　幼虫

图 3-3-6　旋毛虫生活史（引自旺明等，2002）

三、症状与病变

旋毛虫对宿主的致病作用而导致的各种病症主要表现在以下几个方面。

(一)组织水肿和出血

宿主感染旋毛虫后,免疫复合物增加,促使组胺、嗜酸性粒细胞、5-羟色胺等细胞因子聚集,导致毛细血管通透性增强,从而发生组织水肿(主要在眼周围)。肝、肺、心肌、肠黏膜、骨骼肌等有出血病变。

(二)发热

由于5-羟色胺浓度等细胞因子增加、白细胞数量增多、白介素IL-1产生等内源性致热源作用于体温调节中枢,导致发热。

(三)肌肉疼痛

旋毛虫幼虫移行进入肌细胞后,肌肉组织受损,从而刺激神经末梢致肌肉疼痛。受损的肌细胞发生结构的变化,形成了在解剖结构上独立于其他肌细胞的营养细胞,即"保姆细胞"。其功能是给幼虫提供所需的营养物质并保护幼虫免遭宿主免疫反应的破坏。

(四)腹痛和神经症状

成虫寄生于肠黏膜的时期,可引起宿主急性卡他性肠炎,导致腹痛或腹泻症状。另外,幼虫进入脑脊髓还可引起头痛、头晕等症状。

四、诊断

旋毛虫病的诊断包括生前诊断和死后检验。

(一)生前诊断

宿主感染旋毛虫病后一般不具明显临床症状,只有在严重感染时才表现出临床症状。因此旋毛虫病的生前诊断较为困难,采用免疫学方法如间接血凝试验(IHA)、酶联免疫吸附试验(ELISA)、间接荧光抗体试验(IFA)、胶体金试纸条法等技术可以作为诊断指标。这些免疫学方法具有敏感性高、特异性好、操作简便、快速等优点。

(二)死后检验

旋毛虫是我国肉品卫生法定检验项目,主要检查肌肉中的包囊幼虫,方法有目检法、镜检法及人工胃液消化法等。

五、治疗与预防

(一)治疗药物

临床上常用的广谱、高效、低毒的驱线虫药物(如丙硫咪唑、甲苯咪唑)对人和动物的旋毛虫病均有很好的疗效,其中丙硫咪唑是我国治疗人和动物旋毛虫病的首选药物。对猪旋毛虫病,可选用丙硫咪唑,按$15\sim30$ mg/kg体重拌料,连续喂$10\sim15$天;犬旋毛虫病,按$25\sim40$ mg/kg体重,口服$5\sim7$天。

(二)防制措施

预防旋毛虫病可采取"防、检、治相结合"的综合防制措施。

(1)加强卫生宣传,提倡各种肉品熟食,生熟分开,防止旋毛虫幼虫对食品及餐具的污染。不用混有生肉屑的泔水喂猪。猪场要灭鼠,防止饲料污染。

(2)加强对各种肉品卫生检疫,未经检验不准出售,对检出的旋毛虫肉品及内脏,严格按照《畜禽病害肉尸及其产品无害化处理规程》进行处理,禁止鲜销。库存猪肉经低温冷冻处理,在-15℃冷藏20天,或-20℃冷藏24 h,可杀死幼虫。肉温达到80℃左右,也可杀死旋毛虫幼虫。

（3）在旋毛虫病流行严重的地区，可使用丙硫苯咪唑按 100 ppm 混于饲料中进行防治。

任务四　猪蛔虫病防治

猪蛔虫病是由蛔科、蛔属的猪蛔虫寄生于猪小肠所引起的一种线虫病。该病分布极为广泛，主要侵害 2～6 月龄的仔猪，对养猪业生产危害十分严重。在不卫生的猪场和营养不良的猪群中，感染率一般都在 50％ 以上。感染本病的仔猪生长发育不良，或发育停滞成为僵猪，严重者造成死亡。猪蛔虫幼虫在体内移行，可造成各器官和组织的损害，如引起乳斑肝和肺炎等。

一、病原形态

猪蛔虫是一种大型线虫，近似圆柱形，头尾较细，中间稍粗。活虫体呈淡红色或淡黄色，死后为苍白色。虫体前端有三个唇片，呈"品"字形排列，一片背唇较大，两片腹唇较小，三个唇片的内缘各有一排小齿。唇之间为口腔。口腔后为食道。

雄虫体长 15～25 cm，宽 2～4 mm，尾端向腹面弯曲，形似鱼钩。泄殖腔开口距尾端较近。有 2 根等长的交合刺，无引器。肛前和肛后有许多性乳突。雌虫一般比雄虫大，体长 20～40 cm，宽 3～6 mm。虫体较直，尾端稍钝。生殖器官为双管型。两条子宫合为一个短小的阴道。阴门开口于虫体前 1/3 与中 1/3 交界处附近的腹面中线上。肛门距虫体末端较近。

猪蛔虫虫卵多为椭圆形，黄褐色。卵壳分为四层，最外层为凹凸不平的蛋白膜，向内依次为卵黄膜、几丁质膜和内膜。虫卵有受精卵和未受精卵之分，受精卵大小为 $(50～75)\mu m \times (40～80)\mu m$，内含一个圆形卵细胞，卵细胞与卵壳之间的两端形成新月形空隙。未受精卵较受精卵狭长，平均大小为 $90\ \mu m \times 40\ \mu m$，整个卵壳较薄，多数没有蛋白质膜，或蛋白质膜很薄，内容物多是卵黄颗粒和空泡。

蛔虫唇部电子显微镜扫描，见图 3-3-7。蛔虫受精卵，见图 3-3-8。含幼虫的蛔虫卵，见图 3-3-9。

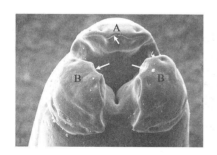

图 3-3-7　蛔虫唇部电子显微镜扫描

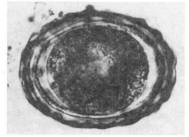

图 3-3-8　蛔虫受精卵

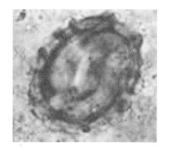

图 3-3-9　含幼虫的蛔虫卵

二、发育与传播

猪蛔虫属土源性寄生虫，其发育不需要中间宿主，整个过程可分为虫卵在外界的发育、幼虫在脏器内的移行和发育、成虫在小肠内的寄生三个阶段。

虫卵随宿主粪便排至外界，经过一段时间发育为具感染性虫卵阶段。

感染性虫卵被猪吞食后，在肠释放出幼虫，多数幼虫钻进肠壁，随血液通过门静脉到达肝脏。少数幼虫随肠淋巴液进入乳糜管，到达肠系膜淋巴结，此后钻出淋巴结，由腹腔钻入肝脏；或者由腹腔再入门静脉进入肝脏。一般在感染后 4～5 天，幼虫在肝内进行第二次蜕皮，成为第三期幼虫。三期幼虫经肝静脉、后腔静脉进入右心房、右心室和肺动脉到肺部毛细血管，并穿破毛细血管进入肺泡。幼虫在肺内经 5～6 天（感染后 12～14 天），进行第三次蜕皮发育为第四期幼虫。四期幼虫离开肺泡，进入细支气管和支气管，再上行到气管，随黏液到达咽部，再经食道、胃返回小肠，在小肠内进行最后一次脱皮形成第五期幼虫，发育变为成虫（雄虫和雌虫）。

猪蛔虫生活史见图 3-3-10。

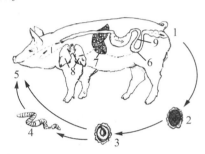

图 3-3-10   猪蛔虫生活史

1. 排出虫卵   2. 含一期幼虫的虫卵   3. 含二期幼虫的感染性虫卵   4. 感染性幼虫   5. 宿主吞食感染性虫卵或幼虫   6. 幼虫钻入小肠壁   7. 幼虫移行至肝脏   8. 幼虫移行至肺脏   9. 在小肠内发育为成虫

猪蛔虫感染性虫卵被人误食后，虽不能在人体内完成其全部生活史，但其幼虫同样可在人体内移行，导致眼幼虫移行症（OLM），内脏幼虫移行症（VLM）。

猪蛔虫病流行传播甚广，几乎到处都有。主要原因是：该寄生虫生活史简单，不需要中间宿主，再加上雌虫产卵多，每条雌虫每天可产 10 万～200 万，而且虫卵对外界环境的抵抗力强。所以导致本病广泛流行。

三、症状与病变

（一）症状

猪蛔虫病的症状表现，主要是由于幼虫移行和成虫夺取营养过程而产生。一般以 3～6 个月的仔猪比较严重；成年猪具有较强的免疫力，能忍受一定数量的虫体侵害，而不呈现明显的症状，但却是本病的传染源。幼虫经小肠、肝、肺等脏器的移行，导致消化紊乱，食欲不振，消瘦，贫血，被毛粗乱，有的病猪生长发育长期受阻，变为僵猪。有时病猪表现疝痛，有的可能发生肠破裂而死亡。成虫也常钻入胆道，引起胆道阻塞（图 3-3-11），导致猪出现腹痛、黄疸等症状，甚至可引起死亡。

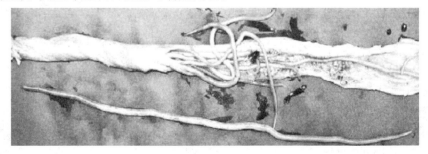

图 3-3-11   成虫堵塞小肠

(二)病理变化

幼虫在宿主体内移行,造成各器官和组织的损害,特别对肝和肺的损害较大(图 3-3-12)。剖检可以发现肝脏有出血、变性和坏死,肝表面形成云雾状灰白色"乳斑肝",幼虫滞留在肝脏,幼虫由肺毛细血管进入肺泡时,使血管破裂,造成大量的小点状出血和水肿,感染严重时会引起整个肺的出血性炎症(图 3-3-13)。成虫寄生于小肠,引起小肠出血、黏膜溃疡、坏死等病灶。

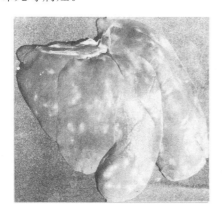

图 3-3-12　移行导致乳斑肝

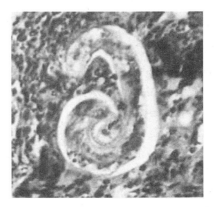

图 3-3-13　幼虫寄生于肺脏

四、诊断

仔猪表现上述症状时,可怀疑为此病。进一步确诊可以通过粪便或尸体解剖。粪便可以采用饱和盐水漂浮或直接涂片。死后剖检在小肠和胃内查到成虫或采用贝尔曼从捣碎的肝、肺组织内查到幼虫可确诊。此外,免疫学诊断法——皮内注射法亦可用于本病的诊断,该方法是用蛔虫抗原注射于仔猪耳背皮内,若局部皮肤出现红—紫—红色晕环、肿胀者,可判为阳性。

五、治疗与预防

猪蛔虫简单的生活史、虫卵的高产量和顽强的抵御力是该病流行甚广的主要原因。因此必须重视防治工作,加强饲养和环境卫生管理,采取综合防制措施。

(一)保持饲料和饮水清洁

饲料防止被污染,确保每次饲喂食料的新鲜,并根据不同时期不同阶段猪只的营养需求,提供合理均衡的营养物质,以提高猪体的免疫力和抵抗疾病的能力。保护好猪场饮水或清洗用水水源,粪堆、垃圾等废物远离水源,以保水质的洁净。若用植物青藤喂猪,一定要洗净再饲喂。

(二)粪便的处理

保持猪舍和运动场清洁,及时清除粪便并无害处理,防止虫卵散播。粪便可采取堆积发酵,杀死虫卵;定期用 20%～30%的石灰水或 40%热碱水等消毒。产房和猪舍在进猪前彻底清洗和消毒。

(三)定期驱虫

定期驱虫包括预防性、治疗性驱虫。育肥猪 3、5 月龄各驱虫 1 次;种公猪每年至少驱虫 2 次;母猪产前 1～2 周驱虫;仔猪断奶分养时驱虫;后备猪配种前驱虫;新引进猪

驱虫后再合群。发现病猪时应该及时驱虫治疗,驱虫药可选用:

(1)左旋咪唑:按 6～10 mg/kg 体重,配成水液肌内注射或一次混料;

(2)伊维菌素、阿维菌素:按 0.3 mg/kg 体重,皮下注射;

(3)枸橼酸派嗪(驱蛔灵):按 0.3 mg/kg 体重,拌入饲料一次性喂给;

此外,驱虫后一定要定期检查圈舍,及时清理掉排出的虫体,避免猪群采食再次感染。还可以选用一些中药(如使君子、花槟榔、石榴皮等)调理脾胃,促进机能恢复。

任务五　犊新蛔虫病防治

犊新蛔虫也称牛弓首蛔虫,属于弓首科、弓首属。主要寄生于犊牛的小肠,引起肠炎、腹泻、腹部膨大等症状。初生牛大量感染时可引起死亡。犊新蛔虫分布很广,遍及全世界,在我国多见于南方各地的犊牛。

一、病原形态

犊新蛔虫的成虫虫体粗大,呈淡黄色,虫体体表角皮较薄柔软。虫体前端有 3 个唇片,食道呈圆柱形,后端有一个小胃与肠管相接。雄虫长 10～25 cm,尾部呈圆锥形,弯向腹面;雌虫较雄虫为大,长 15～30 cm,生殖孔开口于虫体前 1/8～1/6 处,尾直。虫卵近乎球形,短圆,大小为(70～80)μm×(60～66)μm,壳较厚,外层呈蜂窝状,新鲜虫卵淡黄色,内含单一卵细胞。

二、发育与传播

寄生在犊牛小肠内的雌雄成虫交配,雌虫产卵随粪便排出体外,虫卵在外界适宜温度(27℃)和适度条件下,经 3～4 周发育为含有第二期幼虫的感染性虫卵。牛吃了被感染性虫卵污染的饲料、青草或饮水后,虫卵内幼虫在小肠内逸出穿过肠壁,移行经肝、肺、肾等器官,进行第二次蜕皮,变为第三期幼虫,并潜伏在这些组织中,当母牛怀孕 8 个月左右,幼虫便移行至子宫,进入胎盘,变为第四期幼虫,随着胎盘的蠕动,被胎牛吞入肠中,在小牛出生后一个月,幼虫在犊牛小肠进行第四次蜕皮,发育为成虫,成虫在犊牛体内生存 2～5 个月,以后逐渐从宿主排出体外。另外,据报道,犊牛也可能因吃母乳而获得感染。成年牛,多是幼虫在内部器官组织中移行阶段寄生,少见有成虫寄生的情况。

犊新蛔虫虫卵对药物抵抗力较强,2%福尔马林对虫卵几乎无影响,在 2%来苏儿中可存活 20 h。但是在阳光的直接照射下,4 h 可将虫卵杀死。另外在相对湿度低于 80%时,感染性虫卵的生存和发育即受到严重影响。

三、症状与病变

幼虫在犊牛体内移行,对肝、肺等组织器官造成损伤,引起肝肺的点状出血并可能引起肺炎;成虫寄生于肠道,不仅刺激肠壁、掠夺营养、还分泌毒素产生毒害。因此,染病的犊牛在出生后 20～30 天即可出现精神沉郁、消化失调,食欲不佳并腹泻、初排黄白色干粪,后排腥臭带黏液的黄白稀粪,口腔内也发出臭气味,大量虫体集结成团堵塞肠管,引起虫源性肠阻塞甚至造成肠破裂,严重病犊常因体质虚弱而死亡。

四、诊断

临床诊断除结合犊牛的发病症状外,进行必要的粪便检查(采用直接涂片法,盐水浮集法等),发现虫卵可以确诊。

五、治疗与预防

(一)治疗药物

(1)左旋咪唑：按 7.5 mg/kg 体重，一次口服或肌内注射；

(2)丙硫咪唑：按 10～20 mg/kg 体重，一次注射；

(3)伊维菌素：按 0.2 mg/kg 体重，一次皮下注射。

(二)防制措施

(1)加强环境卫生管理，对犊牛进行预防性驱虫是预防本病的重要措施，许多犊牛是带虫不显症状者，但其排出的虫卵可以污染环境，导致母牛感染。

(2)对怀孕母牛施行预防性驱虫，可以选在母牛临产前两个月，施用左旋咪唑，以杀灭其体内潜伏的幼虫，防止侵害胎牛。

任务六　鸡蛔虫病防治

鸡蛔虫病的病原体属于禽蛔科、禽蛔属的鸡蛔虫，寄生于鸡、番鸭等家禽及野禽的小肠，是鸡体内最大的一种线虫。呈全球性分布，影响雏鸡的生长发育和母鸡的产蛋性能，严重时造成鸡死亡。

一、病原形态

虫体呈淡黄色，圆筒形，体表角质层具有横纹，头端有 3 片唇。雄虫长 3～7 cm，尾端具有明显的尾翼和性乳突 10 对，肛前 3 对，肛侧 1 对，肛后 3 对，尾端 3 对。在泄殖孔的前方具有一个近似椭圆形的肛前吸盘，吸盘上有明显的角质环。尾部还有等长的交合刺 1 对。雌虫长 7～11 cm，阴门位于虫体的中部，肛门位于虫体的亚末端。虫卵呈椭圆形，灰色，大小为 $(73～90)\mu m \times (45～60)\mu m$，壳厚而光滑，新排出时内含单个胚细胞。

二、发育与传播

鸡蛔虫可以感染各龄期的鸡，其中 3～4 月龄以内的鸡最易感染。鸡小肠内的雌、雄成虫交配后，雌虫在小肠内产卵，卵随粪便排出体外，经 15 天左右发育为感染性虫卵。鸡吞食了被感染性虫卵污染的饲料、饮水或啄食了携带有感染性虫卵的蚯蚓而感染。幼虫在腺胃和肌胃处逸出，钻进肠黏膜发育一段时期后，重返肠腔发育为成虫。

鸡蛔虫在鸡体内生存的时间为 9～14 个月，平均约为 1 年，1 年以后虫体便逐渐被排出体外。鸡在带虫期间，雌虫产生大量虫卵，对环境污染严重。感染性虫卵在潮湿的土壤中可存活 6～15 个月。蛔虫卵极易被阳光照射杀死，但对化学药物有一定的抵抗力，在 5% 甲醛溶液中仍可发育为感染性虫卵。虫卵在温度为 20～28℃，湿度为 90% 以上时，最容易发育为感染性虫卵，因此，本病一般在春季和夏季流行传播。

三、症状与病变

成年鸡感染症状不明显，主要表现消瘦，产蛋量减少，3～4 月龄的鸡危害严重，病鸡一般表现渐进性消瘦，贫血，羽毛松乱，鸡冠苍白，腹泻粪中混有血液及黏液，严重感染时可引起大批死亡，剖检可见肠黏膜出血、水肿、形成结节、虫体阻塞肠道，甚至肠破裂。

四、诊断

将鸡粪用饱和盐水漂浮法检查虫卵或结合剖检病(或死)鸡，在粪便中发现虫卵或剖检时发现虫体可确诊。

五、治疗与预防

（一）治疗药物

（1）左旋咪唑：按 20～25 mg/kg 体重，口服。

（2）丙硫咪唑：按 10～10 mg/kg 体重，投喂。

（二）防制措施

（1）加强卫生、饲养管理，及时清除鸡粪和垫草，喂给全价饲料，适量补充维生素 A 和 B 族维生素等，可提高抵抗力。

（2）定期驱虫，成年鸡 10～11 个月驱虫一次，在产蛋季节前 30 天应再驱虫一次，幼鸡在 2 月龄开始，每隔一个月驱虫一次。

任务七　犬猫蛔虫病防治

猫、犬蛔虫病是弓首科、弓首属的猫弓首蛔虫和犬弓首蛔虫引起的蛔虫病，广泛分布于世界各地。在兽医学及公共卫生学上都具有重要意义，其病原不仅对猫、犬可造成生长缓慢、发育不良等症状，严重感染时引起宿主死亡。人误食后，幼虫可在人体内脏及眼部移行，严重者可致失明。

一、病原形态

猫弓首蛔虫具有蛔虫的典型特征，头端有 3 片唇，是一种较大的白色虫体。虫体外形与犬弓首蛔虫很相似。雄虫长 3～6 cm，尾部有一小的指状突起。交合刺不均等，长为 1.7～1.9 mm。雌虫长 4～12 cm，虫卵大小为 65 μm×70 μm，无色，似球形，具有厚的凹凸不平的卵壳。

猫弓首蛔虫常与犬猫的另一种蛔虫——狮弓首蛔虫混合感染，可根据两者的颈翼在形态上的不同而区别（图 3-3-14）。猫弓首线虫的颈翼呈箭头状，后缘和体躯几乎呈直角，而狮弓蛔虫的颈翼则向体躯逐渐变细，呈柳叶刀形。此外狮弓蛔虫雄虫尾部则没有一小的指状突起。

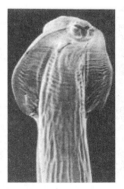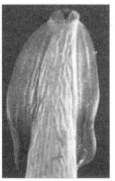

图 3-3-14　猫弓首蛔虫（左）和狮弓首蛔虫（右）颈翼比较（引自 Fisher，2005）

犬弓首蛔虫形态（图 3-3-15）与猫弓首蛔虫相似，是犬的一种大型线虫，呈白色。虫体前端两侧有向后延伸的颈翼膜。食道和肠道由小胃相连。雌虫长 9～18 cm，尾端直，阴门开口于虫体前半部。虫卵呈黑褐色，亚球形，具有厚的呈凹痕的卵壳，大小为（68～85）μm×

（64～72）μm，雄虫长 5～11 cm，尾端弯曲，有一小锥突，有尾翼。雌虫产生棕色而凹陷的卵。卵的粒径为 75～90 μm，呈球形，有时卵直径为 65～70 μm，长圆形（图 3-3-16）。

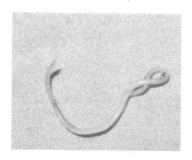

图 3-3-15　犬弓首蛔虫

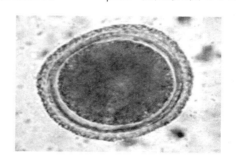

图 3-3-16　犬弓首蛔虫卵

二、发育与传播

犬弓首蛔虫卵随粪便排出体外，在适宜条件下发育为含第二期幼虫的感染性虫卵，若这种感染性虫卵是被 3 月龄以内的犬吞食后，其虫体的发育是典型的蛔虫生活史，即孵化出的幼虫钻入肠壁后，随血流经肝、肺，最后重新回到小肠，经两次蜕皮，依次成为第四期、第五期幼虫，并发育为成虫，从而完成发育史。

幼虫经血流到宿主组织器官后，若不进一步移行，则形成包囊，包囊内的幼虫不进一步发育，但保持对其他肉食动物的感染性。感染性虫卵被成年犬特别是 6 月龄以上的犬吞食后，则几乎不见有虫体发生移行，第二期幼虫转移到更广的范围，包括肝、肺、脑、心、骨骼肌、消化管壁中，同样保持对其他肉食动物的感染性。若母犬在怀孕期间感染，幼虫（第二期）很可能移行到胎儿的肺部，发育成第三期幼虫，新生幼犬体内的幼虫经气管而移行到小肠，最后发育成成虫（图 3-3-17）。

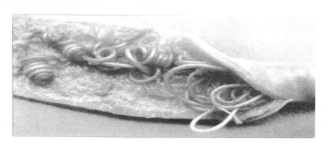

图 3-3-17　犬弓首蛔虫成虫堵塞犬小肠（引自 Fisher，2005）

猫弓首蛔虫的生活史与犬弓首蛔虫相似，但相对简单一些。如果猫摄食的是含有第二期幼虫的感染性虫卵，幼虫则要发生移行；如果猫是经乳汁感染的第三期幼虫或吞食了含有第三期幼虫的贮藏宿主，则不发生幼虫移行。猫弓首蛔虫不能经胎盘发生胎儿的感染。猫弓首蛔虫的潜隐期大约是 8 周。

三、症状与病变

轻度、中度感染时，虫体移行的肺期不表现任何临床症状。寄生于小肠的成虫可引起大肚皮，导致发育迟缓、黏膜苍白、被毛粗乱、精神沉郁、腹部膨胀（图 3-3-18）、腹泻、有神经症状。

幼虫在肺部移行引起肺炎，有时伴发肺水肿；成虫可引起黏膜卡他性肠炎、出血或溃疡。可能部分或完全阻塞肠道、胆管，还出现肠穿孔、腹膜炎或胆管阻塞、胆管化脓、破裂、肝脏黄染、变硬。幼虫在其他组织中寄生会产生肉芽肿。

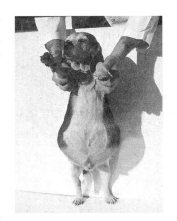

图 3-3-18　蛔虫寄生
引起幼犬腹部膨大

四、诊断

采用饱和盐水漂浮法，一旦检查出粪便中的虫卵即可确诊。犬弓首蛔虫虫卵近似圆形，为黑褐色；猫弓首蛔虫呈亚球形，无色。粪便中排出虫体或吐出虫体也可作出诊断。

五、治疗与预防

(一)治疗药物

(1)丙硫咪唑：按每只幼犬 50 mg，一次口服。7 天后再重复 1 次。

(2)左旋咪唑：按 10 mg/kg 体重，一次口服。

(3)伊维菌素：按 0.2~0.3 mg/kg 体重，皮下注射或口服。注意，柯利犬及有柯利犬血统的犬禁用该药。

(二)防制措施

(1)搞好卫生，注意环境、食具及食物的清洁卫生，粪便要及时清除。

(2)定期检查与驱虫，对新购进的幼犬必须间隔两周，并驱虫两次；幼犬 2 月龄时再驱虫 1 次，成年犬每隔 4~6 个月驱虫一次。

任务八　犬恶心丝虫病防治

犬恶心丝虫病是由丝虫目、双瓣科、恶丝虫属的犬恶丝虫寄生于犬的右心室及肺动脉(少见于胸腔、支气管)引起循环障碍、呼吸困难及贫血等症状的一种丝虫病。除犬外，猫和其他野生肉食动物亦可作为终末宿主。人偶被感染，在肺部及皮下形成结节，病人出现胸痛和咳嗽。犬恶丝虫在我国分布甚广，北至沈阳，南至广州均有发现。

一、病原形态

犬恶心丝虫雄虫长 12~16 cm，尾部短而钝圆，尾翼窄，有 11 对乳突，其中泄殖孔前 5 对，泄殖孔后 6 对(图 3-3-19)。有两根不等长的交合刺，左侧的长，末端尖；右侧的短，相当于左侧的 1/2 长，末端钝圆。整个尾部呈螺旋形弯曲。雌虫长 25~30 cm，尾部直。阴门开口于食道后端处。

二、发育与传播

犬恶心丝虫的中间宿主是蚊子。成虫寄生于右心室和肺动脉，所产微丝蚴随血流到全身。当蚊子吸血时摄入微丝蚴，微丝蚴在其体内发育到感染阶段约需 2 周；当蚊子再次吸血时将感染性幼虫注入犬的体内，微丝蚴从侵入犬体到血液中再次出现微丝蚴需要 6 个月；成虫可在体内存活数年，有报道说可存活 5 年。此病的发生与蚊子的活动季节相一致。

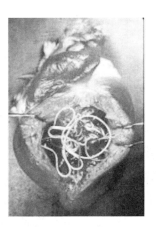

图 3-3-19　犬恶心丝虫

三、症状与病变

感染少量虫体时，一般不出现临床症状；重度感染犬主要表现为咳嗽，心悸，脉细而弱，心内有杂音，腹围增大，呼吸困难，运动后尤为显著，末期贫血明显，逐渐消瘦衰竭至死。患心丝虫病的犬常伴发结节性皮肤病，以瘙痒和倾向破溃的多发性灶状结节为特征，皮肤结节显示血管中心的化脓性肉芽肿，在化脓性肉芽肿周围的血管内常见有微丝蚴，经对恶丝虫病治疗后，皮肤病变亦随之消失。由于虫体的寄生活动和分泌物刺激，患犬常出现心内膜炎和增生性动脉炎，死亡虫体还可引起肺动脉栓塞；另外，由于肺动脉压过高造成右心室肥大，导致充血性心力衰竭，伴发水肿和腹水增多，患犬精神倦怠、衰弱。

四、诊断

（1）根据临床症状：本病主要临床表现为心血管功能下降，多发生于 2 岁以上的犬，少见于 1 岁以内的犬。

（2）检查外周血液中的微丝蚴：用全血涂片在显微镜下检查，但要注意其与隐匿双瓣线虫微丝蚴的鉴别诊断，前者一般长于 300 μm，尾端尖而直，后者多短于 300 μm，尾端钝并呈钩状（图 3-3-20）。

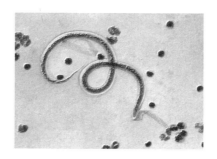

图 3-3-20 血液中的微丝蚴

（3）有条件的可进行血清学诊断，ELISA 试剂盒已经用于临床诊断。

五、治疗与预防

（一）治疗药物

在确诊本病的同时，应对患犬进行全面的检查，对于心脏功能障碍的病犬应先给予对症治疗，然后分别针对寄生成虫和微丝蚴进行治疗，同时对患犬进行严格的监护，因为本虫寄生部位的特殊性，药物驱虫具有一定的危险性。

1. 驱除成虫

（1）硫乙砷胺钠：按 0.22 mL/kg 体重，静脉注射，2 次/天，连用 2 天。注射时严防药物漏出静脉。另外，该药对患严重心丝虫病的狗是较危险的，可引起肝中毒和肾中毒。

（2）菲拉松：按 1.0 mg/kg 体重，3 次/天，连用 10 天。

2. 驱除微丝蚴

（1）碘化噻唑氰胺：按每天 6.6～11.0 mg/kg 体重，用 7 天如果微丝蚴检查仍为阳性，则可增大剂量到 13.2～15.4 mg/kg 体重，直至微丝蚴检查阴性。用药后可能出现呕吐和腹泻等副作用，因此要尽量减小剂量来减少其副作用。如果微丝蚴血症在治疗后 20 天仍不见效，可以考虑改换另一种驱虫药。如果应用另一种药治疗后，仍有虫血症，并还有成虫存在，应进行第二次治疗以驱除成虫。

(2)左咪唑：按 11 mg/kg 体重，1 次/天，口服，用 6～12 天。治疗后第 6 天开始检查血液，当血液中微丝蚴转为阴性时停止用药。用药后，可能出现呕吐、神经症状、严重的行为改变和死亡；治疗超过 15 天，有中毒的危险性；该药不能和有机磷酸盐或氨基甲酸酯合用。也不能用于患有慢性肾病和肝病的犬。

(3)二硫噻啉：按 22 mg/kg 体重，拌料，每天一次，连用 10～20 天。

(二)防制措施

(1)海群生：按 6.6 mg/kg 体重，在蚊虫活动季节开始到蚊虫活动季节结束后 2 个月内用药。在蚊虫常年活动的地方要全年给药。用药开始后 3 个月时检查一次微丝蚴，以后每 6 个月查 1 次。对已经感染了心丝虫，在血中检出微丝蚴的犬禁用。

(2)苯乙烯眯啶海群生合剂：按 6.6 mg/kg 体重，1 次/天，连续应用可起到预防效果。

(3)硫乙砷胺钠：按 0.22 mL/kg 体重，2 次/天，连用 2 天，间隔 6 个月重复用药 1 次。如果某些犬不能耐受海群生，可用该药进行预防，一年用药 2 次，这样可以在临床症状出现前把心脏内虫体驱除。

(4)伊维菌素：低剂量至少使用 1 个月可以达到有效的预防作用。

任务九　捻转血矛线虫病的防治

矛圆科、血矛属的捻转血矛线虫，亦称捻转胃虫，主要寄生于皱胃，是非常常见的寄生虫，也是反刍动物最致病的线虫之一。成虫寄生于反刍动物皱胃黏膜并以血液为食。导致受感染的绵羊和山羊贫血，水肿而死亡，多发于温暖潮湿的夏季。这种被称为血症的感染，给世界各地的农民带来了巨大的经济损失，特别是对那些生活在温暖气候中的农民。

一、病原形态

捻转血矛线虫(图 3-3-21)，虫体因吸血而呈淡红色。头端尖，口囊较小，内有一矛状刺。锥形颈乳突明显，向后方延伸。雄虫体 15～19 mm，交合伞由细长的肋支持着的长侧叶和偏于左侧的一个倒 Y 形背肋支持着的小背叶组成。2 根交合刺等长，近末端各有一个小的倒钩。引器呈梭形。雌虫长 27～30 mm，因白色的生殖器官环绕于红色含血消化道周围，形成了红白相间麻花状外观，故称捻转血矛线虫。阴门处于虫体的后半部分有一明显的阴门盖。

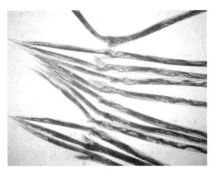

图 3-3-21　捻转血矛线虫

二、发育与传播

捻转血矛线虫为直接发育型。雌性可以每天产下超过 10 000 个卵，桑葚期虫卵随着宿主动物的粪便排出体外，发育为含幼虫的虫卵。若温度湿度适宜，卵在外界孵化，幼虫钻出。捻转血矛线虫幼虫经 1 周左右发育，蜕皮数次，形成带鞘的具有感染性的三期幼虫。幼虫再次被宿主摄入消化道，在消化道黏膜内在一次蜕皮后形成四期幼虫，并逐渐发育成成虫寄生于动物的皱胃中。从感染至成熟约需 20 天。

捻转血矛线虫生活史，见图 3-3-22。

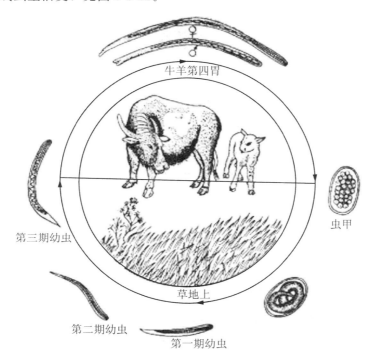

图 3-3-22　捻转血矛线虫生活史

由于具有感染性的 3 期幼虫为披鞘幼虫，对外界抵抗力强，可在外界干燥环境下存活 3 个月以上。

该病有明显的季节性。在初春感染最为严重，常出现大面积死亡，但转入 7 月后死亡量逐渐下降，冬季处于低潮，寄生动物甚至出现自愈现象。低洼、潮湿的牧地更利于本病的流行，且早上、傍晚及雨后放牧最易感染。

三、症状与病变

临床症状主要是由于捻转血矛线虫刺破胃黏膜吸血而导致宿主，营养不良，失血。猝死是急性感染的唯一可观察结果，而其他常见的临床症状包括苍白、贫血、水肿、病残、嗜睡和抑郁。可以看到下颌下组织中的液体积聚，这种现象通常被称为"瓶颚"。生产水平显著降低，繁育能力下降。

四、诊断

生前诊断：常用饱和盐水漂浮法在反刍动物粪便内检查。若发现内有类似桑葚一样的虫卵(图 3-3-23)即可确诊。必要时，还可做幼虫培养。

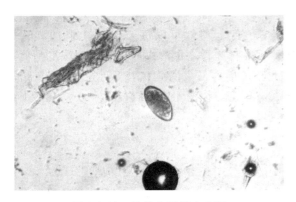

图 3-3-23　捻转血矛线虫虫卵

死后剖检：在真胃内发现大量淡红色的虫体即可确诊。

五、治疗与预防

治疗药物：左旋咪唑、丙硫咪唑、伊维菌素等效果较好。

疫病流行区域应采取必需的预防性驱虫治疗减少捻转血矛线虫的产卵量和牧草污染来实现。但在可能的情况下，由于寄生虫的抗病性的迅速增加，有必要减少对化学治疗的依赖。近年来，澳大利亚或南非的商业疫苗已经上市。

科学放牧，例如管理密集的轮牧，特别是在高峰寄生虫季节，通过用不易受感染的物种（如猪或家禽）进行狩猎，耕种或放牧来"清理"受侵染的牧场。提高饲养管理，增强动物自身抵抗力。管理好动物粪便，将粪便无污染性处理。

任务十　猪冠尾线虫病防治

猪冠尾线虫病是由圆线目、冠尾科、冠尾属的有齿冠尾线虫寄生于猪的肾盂、肾周围脂肪和输尿管壁等处引起的一种寄生虫病，又称肾虫病。其是热带和亚热带地区猪的主要寄生虫病。

一、病原形态

有齿冠尾线虫（图 3-3-24）虫体粗壮，颜色为灰褐色，形状类似火柴杆。体壁较通透，能隐约看见内部器官。雄虫体长 20～30 mm，交合伞小，具有两根交合刺。雌虫体长 30～45 mm。虫卵较大，长为 99～120 mm，宽为 56～63 mm。颜色为灰白色，呈长椭圆形，两端钝圆，卵壳薄，内含 32～64 个胚细胞。虫卵黏性大，易粘于容器底部。

二、发育与传播

(一)生活史

虫卵随猪尿排出体外，在猪舍的墙根和猪排尿的地方，以及运动场的潮湿处经两次蜕皮，发育为披鞘的三期感染性幼虫，幼虫经口或皮肤感染。经口感染时，幼虫钻入胃壁，脱去鞘膜，在其中蜕第 3 次皮，变为第 4 期幼虫，然后随血流到达肝脏。经皮肤感染时幼虫随血流经体循环到达肝脏。幼虫在肝脏中停留 3 个月或更长时间，在其中进行第 4 次蜕皮而发育为第 5 期幼虫。感染 2～4 个月后，幼虫穿过肝包膜进入腹腔，移行到肾脏或输尿管组织形成包囊，发育为成虫。猪从感染到尿中检出虫卵，需 6～12 个月。

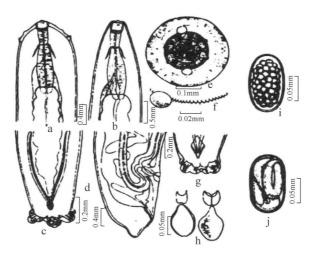

图 3-3-24　有齿冠尾线虫(引自孔繁瑶等，1997)

a. 感染小猪 78 天的雌虫头部腹面观　b. 感染小猪 78 天的雄虫头部腹面观　c. 感染小猪
118 天的雄虫尾部　d. 感染小猪 118 天的雌虫尾部　e. 感染小猪 118 天的虫体头端顶面观
f. 感染小猪 118 天的口叶冠　g. 成虫的交合伞　h. 引带和副引带　i. 随尿排出的虫卵　j. 成熟

（二）流行病学

饲养密集、猪舍潮湿的猪场常流行本病。猪肾虫病常呈地方性流行，是热带、亚热带地区猪的常见寄生虫病。其发病的严重程度随各地气候条件的不同而异。一般温暖多雨的季节适宜幼虫发育，感染的机会也较多。而炎热干旱季节不适宜幼虫发育，感染机会也随之减少。在我国南方本病多发于 3—5 月和 9—11 月。

三、症状与病变

（一）症状

猪患病之初均出现皮肤炎症，有丘疹和红色小结节，体表局部淋巴结肿大。随着病程的发展，病猪出现后肢无力，跛行，走路时后躯左右摇摆；尿液中常有白色黏稠的絮状物或脓液；有时可继发后躯麻痹或后肢僵硬，不能站立，拖地爬行。仔猪发育停滞，母猪不孕或流产，公猪性欲减低或失去交配能力。严重的病猪多因极度衰弱而死。

（二）病理变化

病变主要表现在肝内有包囊和脓肿，肝肿大变硬，结缔组织增生，切面上可以看到幼虫钙化的结节。肝门静脉中有血栓，内含幼虫，肾盂有脓肿，结缔组织增生。输尿管壁增厚，常有数量较多的包囊，内有成虫。在胸膜壁面和肺脏中均可见有结节或脓肿。

四、诊断

对有后躯麻痹或不明原因跛行的 5 月龄以上的猪，可采集晨尿，静置后，倒去上层尿液，垫衬深色背景观察器皿底部有无白色点状物（虫卵），并镜检。镜检发现虫卵即可确诊。

幼虫寄生阶段，剖检时在肝脏、肺或腹腔等处发现幼虫即可确诊。成虫寄生阶段，在肾脏发现成虫即可确诊。亦可用皮内变态反应进行早期诊断。

五、治疗和预防

(一)治疗药物

可参考猪蛔虫病。

(二)防制措施

1. 保持猪舍和运动场的卫生

虫卵和幼虫对干燥和阳光的抵抗力很弱。虫卵在 30℃ 以上干燥 6 h 即不能孵化,在 32℃ 下阳光照射 1～3 h 均告死亡。幼虫在完全干燥的环境中仅能存活 35 min,在 36～40℃ 的高温下阳光照射 3～5 min 全部死亡。

虫卵和幼虫对化学药物的抵抗力很强,1‰浓度的硫酸铜、煤酚皂、氢氧化钾等溶液不能杀死幼虫和虫卵。而 1%漂白粉或石碳酸具有较高的杀虫力。

2. 隔离病猪

不同年龄段的隔离饲养,对病猪淘汰或治疗,建立无虫猪群。

任务十一　猪后圆线虫病防治

猪后圆线虫病又称猪肺线虫病,是由后圆科、后圆属后圆线虫寄生于猪的支气管和细支气管所引起的一种寄生虫病。本病在我国广泛分布,呈地方性流行,主要危害仔猪,影响仔猪生长发育和降低肉品质量。但随着规模化养殖饲养条件的改善,大多猪场地面硬化,使猪肺线虫病的发生呈下降趋势。

一、病原形态

后圆线虫虫体呈白色丝状,故又称肺丝虫。口囊很小,有一对三叶侧唇。食道呈棍棒状。雄虫交合伞不发达,背叶小,侧叶大。具有一对交合刺,细长,末端有单钩或双钩。雌虫具有双管子宫,阴门靠近肛门,阴门前有一角质膨大部,后端有时弯向腹侧。

我国常见的后圆线虫有三种,三种虫体的虫卵相似,椭圆形,表面略显粗横,大小为 (40～60)μm×(30～40)μm。

(1)野猪后圆线虫,又称长刺后圆线虫。该虫除寄生于猪外,还偶见于羊、鹿、牛和其他反刍兽,亦偶见于人。雄虫长 11～25 mm,宽 0.16～0.225 mm,交合伞小,前侧肋大,中后侧肋融合在一起,背肋极小。交合刺 2 根,线状,长达 4～4.5 mm,末端呈单钩形。雌虫长 20～50 mm,宽 0.4～0.45 mm。阴道长 2 mm 以上,尾长稍弯向腹面,阴门前角质膨大,呈半球形。

(2)复阴后圆线虫,雄虫长 16～18 mm,宽 0.27～0.295 mm。交合伞较大,交合刺短,末端有锚状双肉。雌虫长 22～35 mm,宽 0.35～0.425 mm,阴道短,不足 1 mm,阴门前角质影大呈球形,尾长 175 μm,尾端直。

(3)萨氏后圆线虫,雄虫长 17～18 mm,宽 0.225～0.255 mm,交合刺长 2.1～2.4 mm,末端呈单钩形,雌虫长 30～45 mm,宽 0.32～0.385 mm,阴道长 1～2 mm,尾长 95 μm,尾端稍弯向腹面。

二、发育和传播

寄生在支气管和细支气管内的雌虫产下虫卵,随黏液一起,由气管上皮的纤毛运动和咳嗽,被转运至口腔并咽下,随粪便排出外界。卵在潮湿的土壤发育为第 1 期幼虫。第 1 期幼虫或含有第 1 期幼虫的虫卵被蚯蚓吞食后,在蚯蚓的胃壁或食道壁经 10～20 天通过第2次蜕皮，发育成感染性幼虫，随粪排至土壤中。猪因吞食了土壤中的感染性幼虫或含有有感染性幼虫的蚯蚓而被感染。感染性幼虫钻入猪肠壁，经1～5天发育，进行第3、第4次蜕皮，经肠壁淋巴系统由静脉到肺，钻出毛细血管进入肺泡，再到细支气管、支气管和气管，约在感染后4周尾部发育双钩。繁殖方式为卵胎生。

　　猪后圆线虫生活史，见图3-3-25。

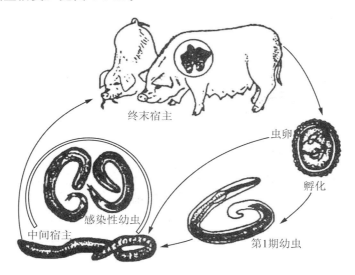

图 3-3-25　猪后圆线虫生活史

三、症状与病变

（一）症状

　　轻度感染时一般不表现临床症状，但影响生长和发育。瘦弱仔猪感染严重时，可引起支气管炎和肺炎。在早晚和运动时，遇冷空气袭击可出现强力阵咳，咳嗽停止随即表现吞咽动作。常有脓性黏稠鼻液分泌，呼吸困难，结膜苍白，肺部有啰音。食欲减少或废绝。表现进行性消瘦，行动缓慢，严重者可引起死亡。

（二）病理变化

　　幼虫移行时能破坏肠壁、淋巴结和肺组织，引起机械性损伤。当带入细菌时，可引起支气管肺炎。大量虫体及其所引起的渗出物，可阻塞细支气管和肺泡，从而引起肺膨胀不全，进一步导致周围组织代偿性肺气肿。虫体代谢产物能使猪体中毒，影响生长发育，降低抗病能力。幼虫可以传播猪流感病毒、猪瘟等，导致猪群暴发病毒性疾病。

　　剖检病变主要见于肺脏。表面可见灰白色隆起呈肌肉样硬变的病灶。切开后从支气管流出黏稠分泌物及白色丝状虫体。膈叶腹面边缘有楔状肺气肿区，支气管增厚、扩张。

四、诊断

　　根据临床症状，结合流行情况可以做出初步诊断，确诊需要实验室检查。粪便虫卵检查以饱和硫酸镁溶液漂浮法为佳。死后剖检可在支气管和细支气管发现虫体。

五、治疗和预防

（一）治疗药物

　　（1）左旋咪唑：粉剂、片剂，剂量为 8 mg/kg，口服或混饲；针剂，5 mg/kg，皮下注射。

(2)伊维菌素：针剂，剂量为 0.3 mg/kg，一次皮下注射；预混剂，每天 0.1 mg，连用 7 天。

(3)海群生：按 0.1～0.2 g/kg，配成 30%溶液皮下注射，或内服，3～5 天一次，连用 2～3 次。

(4)丙硫咪唑：按 10～20 mg/kg，一次口服。

(二)防制措施

(1)猪场建在高地、通风干燥处，猪舍、运动场应用坚实的地面，注意排水。墙边角泥土要砸紧夯实或换上沙土，构成不适于蚯蚓滋生的环境。

(2)猪粪按时清除，进行堆肥发酵。

(3)应对猪场进行有计划的预防性和治疗性驱虫。

任务十二　马后圆线虫病防治

马后圆线虫病是指由圆线科和毛线科的线虫寄生于马属动物的大肠内所引起的线虫病。其感染率高、分布广泛。我国各地马匹的感染率平均为 87.2%，在马体内寄生的虫体最多可达 10 万条。本病常为幼驹发育不良的原因，在成年马则引起慢性肠卡他，使役能力降低，尤其是当幼虫移行时引起动脉瘤、血栓栓塞性疝痛，可导致马匹死亡。

一、病原形态

种类很多，在动物体内常混合寄生，可分为大型圆线虫和小型圆线虫两大类。

大型圆线虫体形大，危害严重，主要有 3 种(图 3-3-26)，圆形科、圆形属的马圆线虫、无齿圆线虫和普通圆线虫。

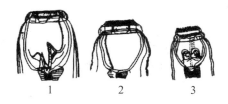

图 3-3-26　大型圆线虫的头部末端

1. 马圆线虫左侧面　2. 无齿圆线虫右侧面　3. 普通圆线虫腹面

1. 马圆线虫

我国各地均有分布。雄虫长 25～35 mm，雌虫长 38～47 mm。口囊基部背创有一大型尖端分叉的大背齿，腹侧有两个亚腹齿，阴门开口于高尾蚴 11.5～14 mm 处。虫卵呈椭圆形，卵壳薄，大小为(70～85)μm×(40～47)μm。

2. 无齿圆线虫

无齿圆线虫又名无齿阿尔夫线虫，世界性分布。雄虫长 23～28 mm，雌虫长 33～44 mm。形状与马圆线虫极相似，但头部稍膨大而显出颈部，口囊前宽后狭，内无齿为其特征。阴门距尾端 9～10 mm 处。虫卵呈椭圆形，大小为(78～88)μm×(48～52)μm。

3. 普通圆线虫

普通圆线虫世界性分布。虫体比前两种小，呈深灰色或血红色。雄虫长 14～16 mm，雌虫长 20～24 mm。其特点是口囊底部有两个耳状亚背侧齿，外叶冠边缘呈花边状构造。阴门距尾端 6～7 mm，虫卵椭圆形，大小为 $(83～93)\mu m \times (48～52)\mu m$。

小型圆线虫体形小，种类繁多，包括圆形科的三齿属、皮口属和食道齿目的、毛线科的、毛线属、杯口属和辐首属的许多种线虫。

二、发育与传播

(一)发育生活史

马圆线虫的生活史可分感染前后两个阶段。在外界环境中(感染前)的发育大体相同，而其幼虫在马体内(感染后)则采取不同的移行途径。

1. 虫卵及幼虫在外界环境中的发育

成虫在大肠内产卵并随粪排出，在夏季适宜环境中，于 2～8 天内，孵化出第 1 期幼虫，20 h 后蜕化为第 2 期幼虫，再经 20 h 蜕化为第 3 期幼虫，即感染性幼虫。

感染性幼虫具有以下特点：其有离地性，喜附着于牧草叶片或根茎上；并对弱光有向光性，常于清晨，傍晚或阴天爬上草叶；还对温度有敏感性，温度高时活动力增强；幼虫生活离不开水，喜在低洼水面的草叶上爬行，落入水中的幼虫常沉于底部，可存活 1 个月或更久。幼虫具有鞘膜的保护，对恶劣环境抵抗力较强。当马匹吃草或饮水吞食感染性幼虫而受感染，幼虫在肠内脱鞘，开始移行。

2. 各种圆线虫幼虫在动物体内的移行发育

当马匹吃草或饮水吞食感染性幼虫而受感染，幼虫在小肠中脱鞘后按不同的移行方向发育。

(1)普通圆线虫

被马属动物吞咽的幼虫钻入肠黏膜(主要是小肠后段、盲肠及结肠)进入肠壁小动脉，逆血流向前移行到较大的动脉(主要为髂动脉，后肠动脉及结肠动脉)。约 2 周后达肠系膜根，幼虫积集在肠系膜前动脉根部管壁，部分幼虫向前进入主动脉到达心脏，向后移行到肾动脉和髂动脉。幼虫积集在肠系膜动脉根部引起动脉瘤，并在其内发育为童虫，常在肠壁上观察到含有童虫的结节。童虫移行到盲肠和结肠的黏膜下，在此蜕化发育到第 5 期幼虫，最后返回肠腔成熟，其潜隐期为 5 个月。

(2)无齿圆线虫

其幼虫的移行不同于普通圆线虫，它们移行远，时间长。幼虫钻入盲肠、大结肠黏膜后，经门静脉进入肝脏，在到达肝韧带后沿腹膜下移行，故无齿圆线虫的童虫包囊常在此处，童虫继续移行到达肠壁，进入肠腔，成虫附着在结肠，少见于盲肠黏膜上，其整个发育需时 11 个月。

(3)马圆线虫

其幼虫在腹腔脏器及组织内广泛移行，幼虫钻入盲肠和结肠黏膜下，之后进入浆膜下层，并在该处形成结节。后经腹腔到达肝脏，然后到胰脏寄生，最后回到肠腔。成虫主要寄生于盲肠，少数在结肠前部，全部发育期 10 个月。

(4)小型圆线虫

其幼虫的发育过程较简单，只在肠壁移行，部分幼虫刺激黏膜形成结节，成虫多见于盲肠及结肠，但不吸附于肠壁上。整个发育需 6～12 个月。

（二）流行病学

未发育的虫卵，对 0℃以下的低温和干燥环境抵抗力甚低，极易死亡。但卵内已形成幼虫的虫卵，则对干燥环境、0℃以下的低温有较强的抵抗力，可进入休眠状态，存活数周之久；遇温度升高时，即在数分钟内孵化。

感染性幼虫的抵抗力很强，在含水分 8%～12% 的马粪中能存活 1 年以上，在青饲料上能保持感染力达 2 年之久，但在直射阳光下容易死亡。马匹感染圆线虫病主要发生于放牧的马群，特别是阴雨、多雾和多露的天气，清晨和傍晚放牧是马匹最易感染的时机。

马圆线虫的生活史，见图 3-3-27。

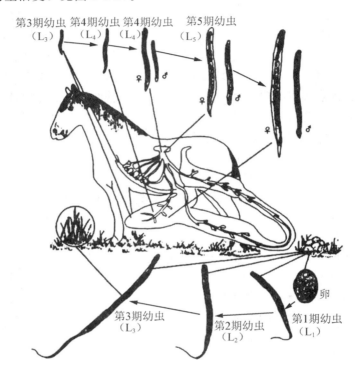

第3期幼虫（L₃） 第4期幼虫（L₄） 第4期幼虫（L₄） 第5期幼虫（L₅）

卵

第3期幼虫（L₃） 第2期幼虫（L₂） 第1期幼虫（L₁）

图 3-3-27　马圆线虫的生活史（引自李国清，2006）

三、症状与病变

（一）症状

马体内常有多种圆线虫混杂寄生，成虫都是以吸血为生，以 3 种大型圆线虫致病性最强。以强大的口囊吸附于肠黏膜上引起出血性溃疡和炎症而导致患病马贫血。成虫寄生时分泌毒素，可导致凝血不全，造成马匹失血。

而其幼虫复杂的体内移行过程（以普通圆线虫为最重），可导致肝和胰的损伤，肠壁结节和溃疡；引发腹膜炎，导致腹痛及贫血。普通圆线虫的幼虫移行到主动脉、髂动脉引起动脉炎，形成的动脉瘤，甚至引发血管破裂。

患病马消瘦、贫血、腹水、全身水肿、腹壁紧张，排粪频繁，呼吸加快，体温升高，恶病质，在不加治疗的情况下，多以死亡告终。马圆线虫幼虫的移行引起肝、腹损伤，临床表现为疝痛、食欲减退和精神抑郁。无齿圆线虫幼虫则引起腹膜炎、急性毒血症、黄疸和体温升高等。

(二)病理变化

肠管内可见大量虫体吸附于黏膜上，被吸附的地方可见有小出血点及溃疡。肠壁上有大小不等的结节。

若有普通圆线虫，可在前肠系膜动脉和回盲结肠动脉上发现动脉瘤，动脉瘤大小不等，最大者可达拳头到小儿头大，外层坚硬，管壁增厚内层常有钙盐沉着，内腔含有血栓块，血栓块内包埋着幼虫。

而无齿圆线虫幼虫则可发现腹腔内有大量的淡黄、红色腹水，腹膜下可见有许多红黑色斑块状的幼虫结节。

马圆线虫幼虫则可见肝内有出血性虫道，肝细胞损伤，胰脏由于肉芽组织生长而形成纤维性病灶。

四、诊断

根据临床症状和流行病学资料，可以做出初步诊断。由于这类线虫的广泛分布，几乎所有马的粪便中均有其虫卵存在，为了判断其致病程度，需先进行虫卵计数，确定感染强度，一般认为每克粪便中虫卵数在 1 000 个以上时，即可看成已至发病状态。

五、治疗和预防

(一)治疗药物

对于肠道内寄生的圆线虫成虫可用丙硫咪唑、苯咪唑和伊维菌素等药物驱虫。

对幼虫引起的疾病，特别是马的栓塞性疝痛，除采用一般的疝痛治疗方法外，尚可用 10% 樟脑，每次 20～30 mL，咖啡因 3.0～5.0 g 以升高血压，促使侧支循环的形成。

还可以注射肝素等抗凝血剂以减少血栓的形成。

(二)防制措施

(1)牧场及放牧马匹要常预防性驱虫；

(2)牧场养殖密度不宜过多，有条件可与牛羊轮牧；幼驹与成年马分群放牧；

(3)搞好马场卫生，粪便及时清理，堆积发酵。

任务十三 犬猫钩虫病防治

钩虫病是由钩口属线虫和弯口属线虫的一些虫种感染犬、猫而引起的线虫病，有些虫种亦寄生于狐狸。虫体均寄生于小肠内，以十二指肠为多。钩虫病发病甚广，多发生于热带和亚热带地区，在我国华东、中南、西北和华北等温暖地区广泛流行。

一、病原形态

主要寄生虫种为犬钩口线虫、巴西钩口线虫和狭头弯口线虫。

1. 犬钩口线虫(图 3-3-28)

犬钩口线虫简称犬钩虫，呈淡黄白色。雄虫体长 10～12 mm，交合伞由对称排列的 2 个侧叶和 1 个背叶组成，有 1 对等长的交合刺。雌虫体长 14～16 mm，阴门开口于虫体后端 1/3 的前部，尾端尖锐，呈细刺状。虫卵为浅褐色，钝椭圆形，大小为(55～76)μm×(34～45)μm。

2. 狭头弯口线虫(图 3-3-29)

狭头弯口线虫简称狭头钩虫，虫体呈淡黄色，较犬钩虫小，口弯向背面，口囊发达，口囊前缘腹面两侧各有 1 片半月状切板，靠近口囊底部有 1 对亚腹侧齿，口囊内的切板是弯口线虫区别于钩口线虫的主要特征之一。雄虫体长 5～8.5 mm，交合伞发达，有 2 根等长的交合刺。雌虫体长 7～10 mm，尾端小细，虫卵为椭圆形，与犬钩虫的虫卵形状相似，但较大，大小为 (65～80)μm×(40～50)μm。

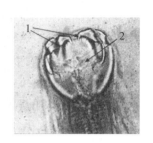 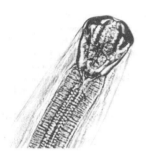

图 3-3-28　犬钩口线虫口囊(引自 Urquhart，1996)　**图 3-3-29　狭头弯口线虫**(引自 Fisher，2005)

二、发育和传播

犬钩虫虫卵随粪便排出体外，在外界适宜的条件下，经 12～30 h，第 1 期杆状蚴即可破壳孵出。在 48 h 内进行第 1 次蜕皮，发育为第 2 期杆状蚴。虫体持续增长，并可将摄取的食物贮存于肠内。经 5～6 天后，虫体口腔封闭，停止摄食，咽管变长，进行第 2 次蜕皮后发育为丝状蚴，即感染期。丝状蚴具有明显的向温性，当其与皮肤接触并受到体温的刺激后虫体活动力显著增强。

可经口感染或主动钻入皮肤。经口感染时，丝状蚴可直接在小肠内发育为成虫。幼虫也可钻入食道黏膜，随血流经右心至肺，穿出毛细血管进入肺泡。幼虫沿肺泡、小支气管、支气管移行至咽，随吞咽活动经食管、胃到达小肠。幼虫在小肠内迅速发育。并在感染后的第 3～4 天进行第 3 次蜕皮，再经 10 天左右，第 4 次蜕皮发育为成虫。

三、症状与病变

幼虫钻入皮肤时可引起瘙痒、皮炎，也可继发细菌感染，其病变常发生在趾间和腹下被毛较少处。幼虫移行阶段，一般不出现临床症状，有时大量幼虫移至肺引起肺炎。

成虫寄生阶段，虫体吸着于小肠黏膜上吸血，并分泌抗凝素，延长凝血时间，造成动物大量失血，因此急性感染病例，主要表现为贫血、倦怠、呼吸困难，哺乳期幼犬更为严重，常伴有血性或黏液性腹泻，粪便呈柏油状。病畜营养不良，严重感染者可引起死亡。

尸体剖检可见肠黏膜苍白，血液稀薄，小肠黏膜肿胀，黏膜上有出血点，肠内容物混有血液，小肠内可见许多虫体。

四、诊断

根据流行病学资料、临床症状和病原学检查来进行综合诊断。确诊仍需实验室检查。

病原检查方法主要有粪便漂浮法检查虫卵和贝尔曼法分离犬猫栖息地土壤或垫草内的幼虫。剖检发现虫体确诊。此外，间接荧光抗体试验(IFA)等免疫诊断方法也可应用于钩虫产卵前的早期诊断，但因特异性低而少用。

五、治疗和预防

(一)治疗药物

(1)二碘硝基酚：此药不需要停食，不会引起应激反应，可用于幼龄犬，是治疗本病的首选药物.按 0.2～0.23 mg/kg 体重,一次皮下注射。

(2)左旋咪唑:按 10 mg/kg 体重,一次口服。

(3)丙硫咪唑:按 50 mg/kg 体重,口服,连用 3 天,对组织中移行的幼虫也具有较好的驱杀效果。

(4)伊维菌素:按 0.2～0.3 mg/kg 体重,皮下注射,隔 3～4 天注射一次,连用 4 次。

(二)防制措施

(1)及时清理粪便,并进行生物热处理;

(2)注意清洁卫生,保持犬猫舍的干燥;

(3)日光直射、干燥或加热杀死幼虫;

(4)用硼酸盐处理动物经常活动的路面;

(5)用火焰或蒸汽杀死动物经常活动地方的幼虫;

(6)尽量保护怀孕和哺乳动物,使其不接触幼虫;

(7)定期驱虫。

任务十四　犬眼线虫病防治(结膜吮线虫)

犬的眼虫病是由吸吮科、吸吮属丽嫩吸吮线虫寄生于瞬膜下引起的一种寄生虫病。它会造成犬的结膜炎和角膜炎,视力下降,甚至造成角膜溃烂和穿孔。在我国河南某地调查显示,犬的感染率为 33.39%,猫的感染率为 7.53%,在夏、秋季节多发。该虫体还寄生于羊、兔和人。

一、病原形态

其病原主要为丽嫩吸吮线虫,多发于亚洲地区,故又称东方眼虫病。虫体乳白色,体表有细横纹,口囊小,口缘有内外两圈乳突。雄虫长 7～11.5 mm,有 11 个肛前乳突和 4 个肛后乳突,交合刺两根,左交合刺比右交合刺长 12 倍。雌虫长 7～17 mm。阴门位于食道部,卵排出时已含幼虫,并迅速孵化,幼虫带鞘膜。

二、发育与传播

多种蝇类(家蝇、厕蝇等)均可作为丽嫩吸吮线虫的中间宿主。雌虫在寄生部位产含幼虫的卵,迅速孵出第 1 期幼虫,蝇在舐食犬眼分泌物时摄入幼虫,幼虫在蝇的卵淀泡内发育为感染性幼虫。感染性幼虫进入体腔,移行到蝇的口器。当带有感染性幼虫的蝇再次舐食犬眼分泌物时,幼虫进入眼内瞬膜下,发育完成。

三、症状与病变

吸吮线虫的致病作用主要表现在虫体机械性刺激泪管、结膜和角膜,造成损伤、发炎。如有细菌感染,则危害加重。临床上常见眼部奇痒,结膜充血肿胀,分泌物增多,羞明流泪。病犬常抓挠、刮擦患眼,造成角膜浑浊,视力下降,严重的可致溃烂或穿孔。成虫多在瞬膜下、结膜囊和泪管等部位。偶尔可见虫体在眼前房液中活动。

寄生于犬瞬膜下的眼线虫,见图 3-3-30。

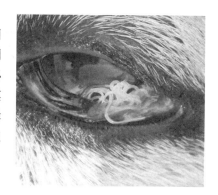

图 3-3-30　寄生于犬瞬膜下的眼线虫

四、诊斯

在眼内发现虫体即可确诊。

五、治疗与防制

（一）治疗药物

首先在麻醉状态下手术取出眼内可见的虫体。然后用含抗蠕虫药的滴眼液点眼（如0.5％盐酸左旋咪唑），连用3～5天，同时应用抗菌素滴眼液预防继发感染。

（二）防制措施

每年在蝇类大量出现之前，对全群犬猫进行驱虫，减少病原传播；注意环境卫生，凌少蝇类草生，防止蝇类滋扰犬猫。

任务十五　牛吸吮线虫病

牛吸吮线虫病俗称牛眼虫病，又称寄生性结膜角膜炎，是由吸吮科、吸吮属的数种线虫寄生于黄牛、水牛的结膜囊、第三眼睑和泪管引起的。我国各地普遍流行，可引起牛的结膜角膜炎，常继发细菌感染造成角膜糜烂和溃疡。

一、病原形态

寄生于牛的吸吮线虫常见的有3种。罗氏吸吮线虫是我国最常见的一种，除牛外，在绵羊、山羊、马均有发现。此外，还有大口吸吮线虫和斯氏吸吮线虫。

二、发育与传播

吸吮线虫的发育需要蝇，如胎生蝇、秋蝇等作为中间宿主。

吸吮线虫在结膜囊内产出幼虫，幼虫在蝇舐食牛眼分泌物时被咽下，约经1个月后变为感染性幼虫，感染性幼虫移行到蝇的口器，随蝇再次舐食健康牛眼分泌物时进入牛眼，大约经20天发育为成虫。

因此，该病的流行与蝇类活动的季节密切相关。在温暖地区蝇类常年活动，该病亦可常年流行，但多流行于夏秋季。在干燥而寒冷的冬季则很少发病。各种年龄的牛均易感染。

三、症状与病变

病牛表现极度不安，常将眼部在其他物体上摩擦，摇头，严重影响采食和休息，导致生长发育缓慢和生产力下降。

吸吮线虫机械性地损伤结膜和角膜，引起牛的结膜角膜炎，如继发细菌感染，后果严重。临床上见有潮红、流泪和角膜混浊等症状。炎性过程加剧时，眼内有脓性分泌物流出，常使上下眼睑黏合，角膜炎继续发展，可引起糜烂和溃疡，严重时发生角膜穿孔，晶状体损伤及虹膜睫状体炎，最后导致失明。混浊的角膜发生崩解和脱落时，一般能缓慢愈合，但在该处留下永久性白斑，影响视觉。

四、诊断

结合临床症状，在眼内发现吸吮线虫即可确诊。虫体爬至眼球表面时，容易被发现。打开眼睑，有时可以在结膜囊发现虫体。还可用一橡皮吸耳球，吸取3％的硼酸溶液，以强力冲洗第三眼睑内侧和结膜囊，同时用一弧形盘接取冲洗液，观察盘中是否有虫体。

五、治疗与防制

(一)治疗药物

(1)左咪唑：按 8 mg/kg 体重，口服，每天 1 次，连用 2 天；

(2)90％的美沙利定：20 mL 一次皮下注射；

(3)1％的敌百虫溶液点眼；

(4)3％硼酸溶液、0.2％的海群生或 0.5％的来苏儿强力冲洗眼结膜囊和第三眼睑，亦可杀死或冲出虫体。

另外，当继发细菌感染，出现结膜角膜炎时，可应用抗生素类软膏或磺胺类药物治疗。

(二)防制措施

在疫区每年秋冬季节，结合牛体内的其他寄生虫，进行计划性驱虫。在春天蝇类大量出现以前，再对牛进行一次普查性驱虫，以减少病原体的传播。同时应注意环境卫生，做好灭蝇、灭蛆和灭蛹工作。有报道在牛的眼部加挂防蝇帘，可减少本病的流行。

任务十六　猪鞭虫病防治

猪鞭虫病是由毛尾科、毛尾属的猪毛尾线虫寄生于猪的大肠(主要是结肠)引起的一种寄生虫病。该病分布广，对仔猪危害较大，严重者可引起大批死亡。

一、病原形态

猪毛尾线虫成虫(图 3-3-31)呈乳白色，外形像鞭子，故又称猪鞭虫。虫体前部细长像鞭鞘，内为单细胞围绕的食道，约占虫体的 2/3。后为短粗的体部，形似鞭杆。内有肠和生殖器官。雄虫长 20～50 mm，后端弯曲，有泄殖腔，一对交合刺。藏在有刺的交合刺鞘内，雌虫长 39～52 mm，后端钝圆，肛门开口于末端，阴门位于虫体粗细交界处。新鲜虫卵(图 3-3-32)呈棕黄色，腰鼓形，卵壳厚，两端有栓塞，大小为(52～61)μm×(27～30)μm。

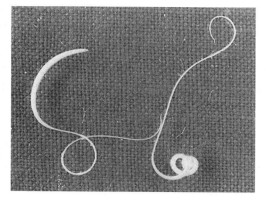

图 3-3-31　毛尾线虫成虫

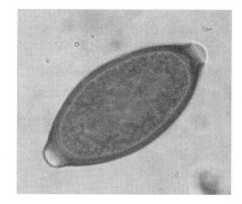

图 3-3-32　鞭虫卵

二、发育与传播

(一)生活史

寄生于盲肠的雌虫所产虫卵(图 3-3-33)随粪便排出体外，在适宜温度条件下，经 22 天至几个月发育为含有第 1 期幼虫的感染性虫卵。感染性虫卵随饲料或饮水经口进入猪的小肠后，第 1 期幼虫孵出，钻入肠绒毛间发育，8 天后，移行到盲肠和结肠，钻入肠腺内，在其中进行 4 次蜕皮，逐渐发育为成虫，以头部固着在肠黏膜上，发育为成虫所需时间为 30～40 天。成虫寿命为 4～5 个月。

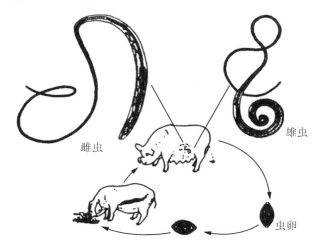

图 3-3-33　猪毛尾线虫生活史(引自李国清，1997)

(二)流行病学

临床上小猪的感染和发病率最高，14 月龄以上的猪极少感染，种猪一般不表现临床症状，但是重要的传染源。

该病一年四季均可发生感染，夏季感染率最高。因卵壳厚，对外界的抵抗力强，可经受寒冷和冰冻，在土壤中自然状态下可生存 5 年。

三、症状与病变

(一)临床症状

感染轻者，一般无明显症状。若寄生几百条即可出现症状，表现为轻度贫血、间歇性腹泻，影响生长，日渐消瘦、被毛粗乱。严重感染时(虫体可达数千条)，精神沉郁，食欲逐渐减少，结膜苍白，贫血，顽固性腹泻，粪稀薄，有时夹有红色血丝或带棕色的血便。身体极度衰弱，弓腰吊腹，行走摇摆，体温 39.5～40.5℃，病程 5～7 天。死前几天，开始排水样血色粪便，并有黏液。最后呼吸困难，脱水，体温降至常温以下，极度衰竭而死。

(二)病理变化

病变主要局限于盲肠和结肠，引起广泛性的慢性卡他性炎症。盲肠，结肠充血、出血、肿胀，肠有绿豆大小的坏死灶，结肠内容物腥臭。肠系膜上布满乳白色细针尖样虫体(前部钻入黏膜内)，钻入处形成结节。结节呈圆形的囊状物，检查可见结节内有虫体和虫卵，数量甚多，并伴有显著的淋巴细胞、浆细胞和嗜酸性粒细胞弥漫。

四、诊断

结合流行病学和临床症状疑似为猪鞭虫病时，进一步确诊需要实验室检查。生前诊断可用漂浮法检查，由于虫卵的形态、结构和颜色较为特殊，因此容易鉴别。剖检见到盲肠相应的病变和虫体也可确诊。

五、治疗和防制

(一)治疗药物

(1)羟嘧啶：为治疗鞭虫的特效药，剂量为 2～4 mg/kg 体重，口服或混饲。

(2)丙硫咪唑：剂量为 10 mg/kg 体重，口服或混饲。

(3)四咪唑(驱虫净)：25 mg/kg 体重，内服；或 15～20 mg/kg 体重，肌内注射。

(4)伊维菌素：针剂，剂量为 0.3 mg/kg 体重，一次皮下注射；预混剂，0.1 mg 每天，连用 7 天。长期使用时，临床上有抗药性。

(二)防制措施

(1)定期驱虫：仔猪断奶时驱虫 1 次，经 1.5～2 个月后应再驱虫一次。

(2)搞好猪舍及周围环境卫生：定期消毒，粪便堆积发酵处理。

任务十七　牛羊仰口线虫病防治

仰口线虫病又称钩虫病，是由钩口科、仰口属的牛仰口线虫和羊仰口线虫引起的以贫血为主要特征的寄生虫病。前者寄生于牛的小肠，主要是十二指肠，后者寄生于羊的小肠。该病广泛流行于我国各地，对牛、羊的危害很大，并可以引起死亡。

一、病原形态

仰口线虫的特点是头部向背侧弯曲(仰口)。口囊大呈涌斗状，口孔腹缘有 1 对半月形切板，口囊内有背齿 1 个，亚腹齿若干，随种类不同而异。雄虫交合伞的外背肋不对称，雌虫的阴门在虫体中部之前。

羊仰口线虫虫体乳白色或淡红色。口囊底部背侧生有 1 个大背齿，背沟由此穿出。底部腹侧有 1 对小的亚腹侧齿。雄虫长 12.5～17.0 mm，交合伞发达。外背肋不对称，右外背肋细长，由背肋的基部伸出；左外背肋短，由背肋的中部伸出。交合刺等长，扭曲，褐色，长 0.57～0.71 mm。无引器。雌虫长 15.5～21.0 mm，尾端钝圆，阴门位于虫体中部前方不远处。虫卵色深，大小为(79～97)μm×(47～50)μm，两端钝圆，两侧平直，内有 8～16 个胚细胞。

牛仰口线虫形态和羊仰口线虫相似，但口囊底部有两对亚腹侧齿。雄虫的交合刺长 3.5～4.0 mm，为羊仰口线虫的 5～6 倍。雄虫长 10～18 mm，雌虫长 24～28 mm(图 3-3-34)。卵的大小为 106 μm×46 μm，两端钝圆，胚细胞呈暗黑色。

二、发育与传播

(一)生活史

成虫寄生于牛或羊的小肠，虫卵随粪便排出体外。在适宜的温度和湿度条件下，经 4～8 天形成幼虫，幼虫从卵内逸出，经 2 次蜕化，变为感染性幼虫。感染性幼虫可经两种途径进入牛、羊体内。一是感染性幼虫随污染的草料、饮水等经口感染，在小肠内直接发育为成虫，此过程约需 25 天。二是感染性幼虫经皮肤钻入感染。幼虫进入血液循环，随血流到达肺脏，再由肺毛细血管进入肺泡，在此进行第 3 次蜕化发育为第 4 期幼虫，然后幼虫上行到支气管、气管、咽返回小肠，进行第 4 次蜕化，发育为第 5 期幼虫，再逐渐发育为成虫，此过程需 50～60 天。

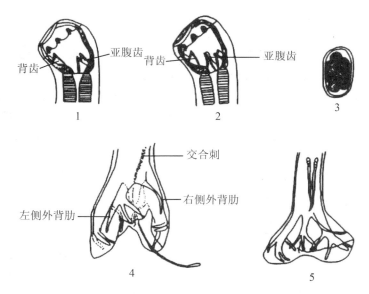

图 3-3-34　牛羊仰口线虫（引自杨光友，2005）

1. 羊仰口线虫头部　2. 牛仰口线虫头部　3. 卵　4. 牛仰口线虫雄虫尾部　5. 羊仰口线虫雄虫尾部

（二）流行病学

仰口线虫病分布于全国各地，在比较潮湿的草场放牧的牛、羊流行更严重。虫卵和幼虫在外界环境中的发育与温、湿度有密切的关系。最适宜的是潮湿环境和 14～31℃ 的温度。温度低于 8℃，幼虫不能发育，35～38℃ 时，仅能发育成 1 期幼虫，感染性幼虫在夏季牧场上可以存活 2～3 个月，在春、秋季生活时间较长，严寒的冬季气候对幼虫有杀灭作用。

牛、羊可以对仰口线虫产生一定的免疫力，产生免疫后，粪便中的虫卵数减少，即使放牧于严重污染的牧场，虫卵数亦不增高。

三、症状和病变

（一）临床症状

仰口线虫的致病作用主要是吸食血液、血液流失、毒素作用及移行引起的损伤。仰口线虫以其强大的口囊吸附在小肠壁上，用切板和齿刺破黏膜，大量吸血，100 条虫体每天可吸食血液 8 mL。成虫在吸血时频繁移位，同时分泌抗凝血素，使损伤局部血液流失。其毒素作用可以抑制红细胞的生成，使牛、羊出现再生不良性贫血。

因此，临床可见患病牛羊进行性贫血，严重消瘦，下颌水肿，顽固性下痢，粪便带血。幼畜发育受阻，有时出现神经症状，如后躯无力或麻痹，最后陷入恶病质而死亡。

（二）病理变化

剖检可见尸体消瘦、贫血、水肿，皮下有浆液性浸润，凝血不全。肺脏有因幼虫移行引起的出血点。心肌软化，肝脏呈淡灰色，质脆。十二指肠和空肠有大量虫体，游离于肠腔内容物中或附着在黏膜上。肠黏膜发炎，有出血点，肠壁组织有嗜酸性细胞浸润。肠内容物呈褐色或血红色。

四、诊断

（1）结合临床症状进行粪便检查，发现大量的仰口线虫卵即可确诊；

(2)剖检可以在十二指肠和空肠找到多量虫体和相应的病理变化，即可确诊。

五、治疗和防制

(一)治疗药物

应结合对症、支持疗法，选用如下驱虫药物。

(1)左旋咪唑：牛、羊按 6～10 mg/kg 体重，一次口服，奶牛、奶羊的休药期不得少于 3 天；

(2)丙硫咪唑：按 10～15 mg/kg 体重，一次口服；

(3)甲苯咪唑：按 10～15 mg/kg 体重，一次口服；

(4)伊维菌素：按 0.2 mg/kg 体重，一次口服或皮下注射。

(二)防制措施

定期驱虫，舍饲时应保持畜舍清洁干燥、严防粪便污染饲料和饮水，避免牛羊在低湿地放牧或休息等。

项目四 动物棘头虫病防治

任务一 棘头虫形态构造

棘头虫虫体呈椭圆形、纺锤形或圆柱形等不同形态。大小差别极大，体长范围为 1.5～650 mm。虫体一般可分为细短的前体和较大的躯体两部分。前体的前端有一个与身体成嵌套结构的可伸缩吻突，其上排列着许多小棘或小钩，故称棘头虫。体不分节，有假体腔，无消化系统，雌雄异体。躯干部前宽后窄，体表有环纹或小刺，体表常呈红、橙、褐、黄或乳白色。躯干部是一个中空的结构，里面包含着生殖器官、排泄器官、神经以及假体腔液等物质，见图 3-4-1。

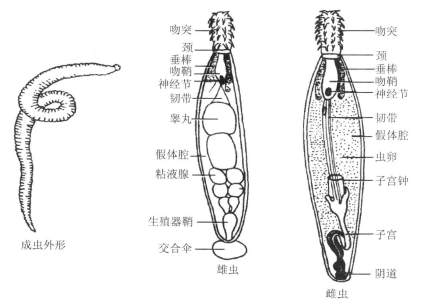

图 3-4-1 蛭形巨吻棘头虫形态(引自 Watson)

一、体壁

体壁由 5 层固有体壁和两层肌肉组成。最外是上角皮，其下为角皮，第 3 层称条纹层，第 4 层称覆盖层，第 5 层称辐射层。再下为基底膜和由结缔组织围绕的环肌层和纵肌层，还有许多粗糙的内质网。

二、内部结构

（1）腔隙系由贯穿身体全长的背、腹或两侧纵管和与它们相连的细微的横膜网系组成。

（2）吻腺呈长形，附着于虫体前部、吻突囊两侧的体壁上，悬垂于假体腔中。吻腺与脂肪代谢功能有关。

（3）韧带囊起于吻囊，穿行于身体内部，贯穿全长，包围着生殖器官。

（4）排泄器官是由一对位于两侧部的原肾组成，为两个附着在生殖器上的团块。

（5）神经系统：中枢部分是位于吻鞘顶部正中的一个神经节。雄虫的一对性神经节和由它们发出的神经分布在雄茎和交合伞内。雌虫没有性神经节。

（6）生殖系统：雄虫有两个睾丸，呈圆形或椭圆形，前后排列，包裹在韧囊袋内，每个睾丸连接一条输出管，两个输出管汇合成一个射精管。再下为一个肌质囊状的交配器官，其中包括一个雄茎和一个可以伸缩的交合伞，位于虫体后端。雌虫的生殖器官由卵巢、子宫钟、子宫、阴道和阴门组成。子宫钟呈倒置的钟形，前端为一大的开口，后端的窄口与子宫相连，子宫后接阴道，末端为阴门。

任务二　棘头虫的发育生活史

雌雄虫交配受精后，受精卵在韧带囊或假体腔内发育，而后被吸入子宫钟内，成熟的虫卵由子宫钟入子宫，经阴道排出体外。虫卵中含有幼虫，称棘头蚴。排到自然界的虫卵被甲壳类动物、昆虫等中间宿主吞咽，在肠内孵化，发育为棘头体，而后变为感染性幼虫——棘头囊。终末宿主因摄食含有棘头囊的节肢动物而受感染。在某些情况下，棘头虫的发育史中可能有贮藏宿主，它们往往是蛙、蛇或蜥蜴等脊椎动物。

任务三　猪巨吻棘头虫病防治

猪巨吻棘头虫病的病原体为寡棘吻科、大棘吻属的蛭形巨吻棘头虫，寄生于猪、犬和猫的小肠，也偶见感染人。该病在我国各地普遍流行，以辽宁、山东感染率最高，是我国主要的流行区。

一、病原形态

猪巨吻棘头虫，是寄生于猪小肠内的大型虫体之一。虫体呈乳白色或淡红色，长圆柱形，前部较粗，后部变细。体表有横皱纹。头端有 1 个可伸缩的吻突，上有 5～6 行小棘。雄虫长 70～150 mm，雌虫长 300～600 mm（图 3-4-2、图 3-4-3）。

虫卵（图 3-4-4）呈长椭圆形，深褐色，两端稍尖。卵内含有棘头蚴。卵壳壁厚，由 4 层组成，外层薄而无色，易破裂；第 2 层厚，

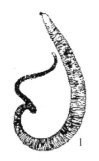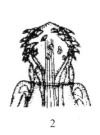

图 3-4-2　蛭形巨吻棘头虫（引自孔繁瑶，1997）

1. 雌虫全形　2. 成虫头端吻突

呈褐色；第3层为受精膜；第4层不明显。虫卵大小为$(89\sim100)\mu m\times(42\sim56)\mu m$。

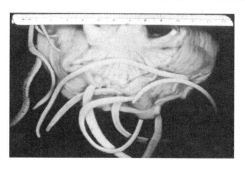

图 3-4-3　猪肠道中的蛭形巨吻棘头虫

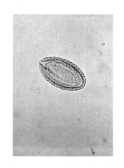

图 3-4-4　棘头虫虫卵

二、发育与传播

中间宿主为金龟子及其他甲虫。终末宿主为猪，也感染野猪、犬和猫，偶见于人。

终末宿主感染后，雌虫所产虫卵随终末宿主粪便排出体外，被甲虫幼虫吞食后，虫卵在其肠内孵化出棘头蚴，棘头蚴穿过肠壁，进入体腔内发育为棘头体，进一步发育为具有感染性的棘头囊。猪吞食了含有棘头囊的甲虫幼虫或成虫而感染（图 3-4-5）。棘头囊在猪的消化道内脱囊，以吻突固着于肠壁上经 3~4 个月发育为成虫，成虫在猪体内可寄生 10~24 个月。

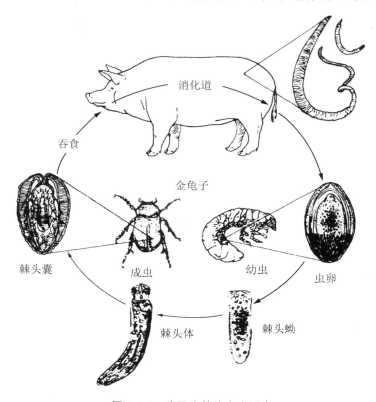

图 3-4-5　猪巨吻棘头虫生活史

三、症状与病变

(一)临床症状

虫体以吻突插入肠黏膜内,可引起黏膜发炎,附着部位发生坏死和溃疡。吻突深入到浆膜层,在那里形成小结节,呈现坏死性炎症。虫体有时穿透肠壁,引起发炎和肠粘连,可能诱发泛发性腹膜炎而死亡。一般感染时,由于虫体吸收大量养料和虫体分泌的有毒物质的作用,使患猪表现贫血、消瘦和发育停滞。严重感染时,食欲减退,下痢,粪便带血,腹痛。当虫体固着部位发生脓肿或肠穿孔时,症状加剧,体温升高到41℃,患猪表现衰弱,不食,腹痛,卧地,多以死亡而告终。

(二)病理变化

病理剖检可见尸体消瘦,黏膜苍白。在肠道,主要是空肠和回肠的浆膜上见到有灰黄色或暗红色的小结节,其周围有红色充血带。肠黏膜发炎,严重的可见到肠壁穿孔,吻突穿过肠壁,吸着在附近浆膜上,引起粘连。肠壁增厚,有溃疡病灶。严重感染时,肠道塞满虫体,有时因造成肠破裂而死。

四、诊断

根据流行病学和临床症状,采用直接涂片法和沉淀法,在粪便中发现虫卵即可确诊。

五、治疗与预防

(一)治疗药物

对本病的治疗,尚无特效药物,可试用以下几种药物。

(1)左旋咪唑:按 8 mg/kg 体重,肌内注射;或 8～10 mg/kg 体重,拌入饲料中喂服。

(2)丙硫咪唑:按 5 mg/kg 体重,拌饲料给药。

(3)氯硝柳胺:按 20 mg/kg 体重,拌料喂服。

(二)防制措施

根据猪巨吻棘头虫的生活史和该病的流行特点,采取综合性的防治措施。

(1)定期进行驱虫,及时治疗病猪。本病流行地区,每年春、秋季各投药 1 次,消灭感染源。

(2)对粪便应进行生物热处理,切断传播途径。

(3)改放牧为舍饲。防止猪吃昆虫,特别是金龟子一类的甲虫及其幼虫。

任务四 鸭多形棘头虫病防治

鸭多形棘头虫病是由多形科、多形属和细颈科、细颈属的虫体寄生于鸭小肠引起的一种寄生虫病,也寄生于鹅、天鹅、野禽和鸡的小肠。主要特征为肠炎、血便。

一、病原形态

(一)多形属棘头虫

寄生于禽类肠道的多形属棘头虫有 4 种。

(1)大多形棘头虫:虫体呈橘红色,前端大、后端狭细的纺锤形,吻突小。雄虫长 9.2～11 mm,交合伞呈钟形。雌虫长 12.4～14.7 mm。卵呈长纺锤形,大小为(113～129)μm×(17～22)μm(图 3-4-6)。

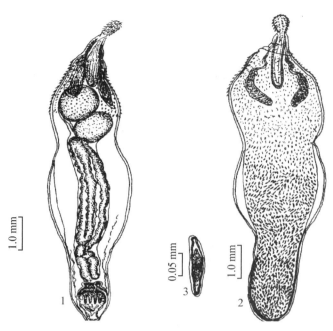

图 3-4-6　大多形棘头虫成虫及虫卵形态（引自 Petrochenko）

1. 雄虫　2. 雌虫　3. 卵

（2）小多形棘头虫：虫体橘红色，纺锤形，吻突呈卵圆形，吻囊发达。雄虫长 3 mm，雌虫长 10 mm。虫卵大小为（107～111）μm×18 μm。

（3）腊肠状多形棘头虫，虫体纺锤形，吻突球状。雄虫长 13～14.6 mm。雌虫长 15.4～16 mm。虫卵呈长椭圆形，大小为（71～83）μm×30 μm。

（4）四川多形棘头虫：虫体短钝圆柱形，吻突类球形。雄虫长 7～9.6 mm。雌虫长 8.8～14 mm。虫卵呈椭圆形，内含幼虫，大小为（78～86）μm×（24～32）μm。

（二）细颈属棘头虫

细颈属的主要虫种有：鸭细颈棘头虫，呈纺锤形，吻突椭圆形，吻突上吻钩细小。雄虫白色，长 4～6 mm。雌虫黄白色，长 10～25 mm，虫卵呈卵圆形，大小为（62～75）μm×（20～25）μm。

二、发育与传播

大多形棘头虫的中间宿主为湖沼钩虾；小多形棘头虫的中间宿主为蚤形钩虾、河虾和罗氏钩虾；腊肠状多形棘头虫的中间宿主为岸蟹；鸭细颈棘头虫的中间宿主为栉水蚤。

生活史以大多形棘头虫为例：虫卵随终末宿主的粪便排出体外，被中间宿主吞食后，孵出棘头蚴，然后发育为棘头体，再发育为具有感染性的棘头囊，鸭吞食含有棘头囊的中间宿主感染。被中间宿主吞食的虫卵发育为棘头囊需 54～60 天；鸭食入棘头囊后发育为成虫需要 27～30 天。

三、症状与病变

棘头虫以吻突牢固地附着在肠黏膜上，引起肠炎，肠壁浆膜面上可看到肉芽组织增生的结节，黏膜面上可见有虫体和不同程度的创伤。吻突深入黏膜下层时，会穿透肠壁，造成出血、溃疡，严重者可穿孔。临床主要表现下痢、消瘦、生长发育受阻。雏鸭表现明显，严重感染者可引起死亡。

四、诊断

以沉淀法或饱和硫酸镁溶液漂浮法检查发现虫卵或剖检发现虫体确诊。

五、治疗与预防

(一)治疗药物

(1)硝硫氰醚：按 100～125 mg/kg 体重，一次口服。

(2)丙硫咪唑：按 10～25 mg/kg 体重，一次投服。

(二)防制措施

(1)对发生过多形棘头虫病的鸭场，应进行预防性驱虫。

(2)雏鸭与成年鸭分开饲养。

(3)选择未受污染或无中间宿主的水域放牧，可每年秋冬干塘一次。

(4)加强饲养管理，饲喂全价饲料以增强抗病力。

项目五　技能训练

任务一　吸虫毛蚴孵化检查法

毛蚴孵化法是专门用来诊断血吸虫病的，其原理是将含有血吸虫卵的粪便在适宜的温度条件下进行孵化，等毛蚴从虫卵内孵出来后，借助蚴虫向上、向光、向清的特性，进行观察，做出诊断。其方法有多种，如常规沉淀孵化法、棉析毛蚴孵化法、湿育孵化法、塑料杯顶管孵化法、尼龙筛网集卵孵化法等，这里只介绍其中两种方法。

在附近河沟中取水源，用以下两种操作步骤进行检验。

一、常规沉孵法

常规沉孵法法又称沉淀孵化法或沉孵法。操作如下：

(1)取新鲜粪便 100 g，置 500 mL 容器内；

(2)加水调成糊状，通过 40～60 目铜筛过滤至另一个容器内；

(3)加水至九成满，静置沉淀 30 min；

(4)将上清液倒掉，再加清水搅匀，沉淀 20 min；

(5)如此反复 3～4 次；

(6)将上述反复淘洗后的沉淀材料加 30℃的温水置于三角烧杯中，瓶口用中央插有玻璃管的胶塞塞上(或用搪瓷杯加硬纸片盖上倒插试管的办法)，杯内的水量以至杯口 2 cm 处为宜，且使玻璃管或试管中必须有一段漏出的水柱；

(7)放入 25～35℃的温箱中孵化；

(8)30 min 后开始观察水柱内是否有毛蚴；如没有，以后每 1 h 观察 1 次，共观察数次。任何一次发现毛蚴，即可停止观察。

毛蚴为灰白色，折光性强的核形小虫，多在距水面 4 cm 以内的水中作水平或略倾斜的直线运动。应在光线明亮处，衬以黑色背景用肉眼观察，必要时可借助于放大镜。观察时应与水虫区别，毛蚴大小较一致，水虫则大小不一；显微镜下观察。毛蚴呈前宽后窄的三角形，水虫多呈鞋底状。

也可用尼龙筛(筛绢孔径为260目)集卵的办法来取代上述的反复水洗沉淀过程，对洗后所剩的粪渣再进行孵化。

二、棉析毛蚴孵化法

棉析毛蚴孵化法简称棉析法(图3-5-1)，具体操作如下：

(1)取粪便50 g，经反复淘洗或尼龙筛淘洗后(不淘洗也可)；

(2)将粪渣移入300 mL的平底孵化瓶中，灌注25℃的清水至瓶颈下部；

(3)在液面上方塞一薄层脱脂棉，大小以塞住瓶颈下部不浮动为宜；

(4)再缓慢加入20℃清水至瓶口1～3 mm处，如棉层上面水中有粪便浮动，可将这部分水吸去再加清水，然后进行孵化。

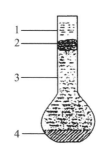

图 3-5-1 棉析毛蚴孵化法装置示意图

(引自秦建华、李国清等，2005)

这种方法的优点是粪便只需略微淘洗或不淘洗就可装瓶孵化，毛蚴出现后可集中在棉花上层有限的清水水域中，可和下层浑浊的粪液隔开，因而便于毛蚴的观察。

注意事项：

(1)被检粪便务必新鲜，不可触地污染，洗粪容器不宜过小，免得增加换水次数，影响毛蚴早期孵出。

(2)换水时要一次倒完，避免沉淀物翻动。如有翻动，须等沉淀后再换水。

(3)孵化用水一定要清洁，自来水须放置过夜脱氯后使用，所有与粪便接触过的用具，须清洗后再沸水烫泡，方可再用。

(4)多畜检查时，须做好登记，贴好标签，避免混乱。

任务二 猪囊尾蚴病的病原分离与鉴定

按规程完成猪囊尾蚴病的病原分离与鉴定。

一、工作步骤

(一)病原分离

1. 样品采集

采集猪的咬肌、舌肌、内腰肌、膈肌、肋间肌、肩胛肌等，亦可采集脑、心脏、肝脏、肺脏等。

2. 样品分离

成熟的猪囊尾蚴为长椭圆形，大小为(6～10)mm×5 mm，半透明的囊壁内充满液体，上有一个栗粒大小的白色小结节(即为头节和颈节)，脑内寄生的则为圆球形8～10 mm。将上述任何部位的囊尾蚴，以手术刀和镊子剥离后，以生理盐水洗净，并用滤纸吸干。

（二）病原鉴定

1. 分离样品的压片制备

以剪刀剪开囊壁，取出完整的头节，再以滤纸吸干囊液后，将其置于两张载玻片之间并压片，于两张载玻片间加入 1～2 滴生理盐水后置于显微镜下镜检。

2. 镜检

以低倍（物镜 8 倍、目镜 5 倍）观察囊尾蚴头节的完整性。

二、结果判定

低倍镜检，可见到头节的顶部有顶突，顶突上有内外两圈排列整齐的小钩，顶突的稍下方有四个均等的圆盘状吸盘，即判为猪囊尾蚴。

任务三　猪旋毛虫压片检测法

旋毛虫是我国肉品卫生法定检验项目，主要检查肌肉中的包囊幼虫，方法有目检法、镜检法及人工胃液消化法等。

一、实训材料

（1）猪膈肌，放大镜，手术剪，胃蛋白酶，美蓝溶液。

（2）实训仪器：显微镜，搅拌机，37℃恒温培养箱。

二、方法

（一）目检法

将新鲜膈肌脚撕去肌膜，肌肉纵向拉平，观察肌纤维表面，若发现长 250～500 μm，呈梭形或椭圆形，其长轴顺肌纤维平行，如针尖大小呈白色者，即为旋毛虫幼虫形成的包囊。随着包囊形成时间的延长，其色泽逐渐变成乳白色、灰白色或黄白色。该方法漏检率较高。

（二）镜检法

镜检法是检验肉品中有无旋毛虫的传统方法。方法是：猪肉取左、右膈肌角（狗肉取腓肠肌）各一小块，先撕去肌膜作肉眼观察，顺肌纤维方向剪成米粒大 12 粒，两块共 24 粒，放于两玻片之间压薄，低倍显微镜下观察，若发现有梭形或椭圆形，呈螺旋状盘曲的旋毛虫包囊，即可确诊。当被检样本放置时间较久，包囊已不清晰，可用美蓝溶液染色，染色后肌纤维呈淡蓝色，包囊呈蓝色或淡蓝色，虫体不着色。在感染早期及轻度感染时"镜检法"的漏检率较高。

（三）人工胃液消化法

取肉样用搅拌机搅碎，每克加入 60 mL 水、0.5 g 胃蛋白酶、0.7 mL 浓盐酸，混匀；37℃消化 1～2 h 后，镜检沉渣中有无幼虫。

猪旋毛虫压片检测包囊，见图3-5-2。

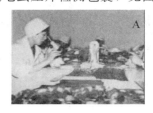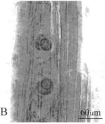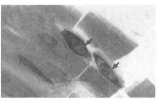

图 3-5-2　猪旋毛虫压片检测包囊

A. 压片检测　B、C. 旋毛虫包囊

任务四 畜禽绦虫病病原形态的观察

通过用肉眼、放大镜、显微镜观察，掌握畜禽常见绦虫的形态结构特征和鉴别要点，认识和了解其中间宿主。

一、实训材料

(1)挂图与标本：莫尼茨绦虫、曲子宫绦虫、无卵黄腺绦虫成节、孕节及虫卵图，赖利绦虫头节图与标本。

(2)用品：50%甘油、瓷盘、平皿、载玻片、盖玻片、擦镜纸、脱脂棉、放大镜、显微镜及多媒体。

二、实训内容

(1)莫尼茨绦虫浸渍标本、虫卵；扩展莫尼茨绦虫成节、孕节玻片标本；贝氏莫尼茨绦虫成节玻片标本；曲子宫绦虫成节玻片标本；中间宿主土壤螨；

(2)鸡三种赖利绦虫头节模拟标本、浸渍标本及病肠；中间宿主；棘盘赖利绦虫成节、四角赖利绦虫成节和孕节玻片标本；

(3)马大裸头绦虫浸渍标本；

(4)犬复孔绦虫浸渍标本；

(5)绘制所看到的图片或标本3~5幅。

任务五 绦虫蚴及其成虫的形态观察

通过用肉眼、放大镜、显微镜观察，掌握各种绦虫蚴及其成虫的形态结构特征和鉴别要点；认识和了解其致病特点，为正确诊断绦虫病奠定基础。

一、实训材料

(1)挂图：猪囊尾蚴、牛囊尾蚴、细颈囊尾蚴、脑多头蚴、细粒棘球蚴、多房棘球蚴、绵羊囊尾蚴、豆状囊尾蚴、链状囊尾蚴及其成虫的形态图。

(2)标本：猪囊尾蚴、牛囊尾蚴、细颈囊尾蚴、脑多头蚴、细粒棘球蚴、多房棘球蚴、绵羊囊尾蚴、豆状囊尾蚴、链状囊尾蚴的浸渍标本及其病理标本及上述各种绦虫蚴的头节的染色标本(制片标本)；猪带绦虫、牛带绦虫、泡状带绦虫、多头带绦虫、细粒棘球绦虫、多房棘球绦虫、绵羊带绦虫、豆状带绦虫、带状带绦虫的浸渍标本及上述各种绦虫的头节及孕卵节片的染色标本(制片标本)。

(3)用品：50%甘油、瓷盘、平皿、载玻片、盖玻片、擦镜纸、脱脂棉、放大镜、显微镜及多媒体。

二、实训内容

(1)观察猪囊尾蚴、牛囊尾蚴、细颈囊尾蚴、脑多头蚴、细粒棘球蚴、多房棘球蚴、绵羊囊尾蚴、豆状囊尾蚴、链状囊尾蚴的头节标本。

(2)观察猪带绦虫、牛带绦虫、泡状带绦虫、多头带绦虫、细粒棘球绦虫、多房棘球绦虫、绵羊带绦虫、豆状带绦虫、带状带绦虫的孕卵节片的标本。

(3)将观察猪囊尾蚴、牛囊尾蚴、细颈囊尾蚴、脑多头蚴、细粒棘球蚴所见的特征填写在表3-5-1中。

表 3-5-1　常见畜禽绦虫蚴的形态特征表

名　称	寄生动物	寄生部位	成虫名称及特点
猪囊尾蚴			
牛囊尾蚴			
细颈囊尾蚴			
脑多头蚴			
细粒棘球蚴			

任务六　畜禽吸虫病病原形态的观察

通过用肉眼、放大镜、显微镜观察，掌握畜禽常见吸虫的形态结构特征和鉴别要点；认识和了解其中间宿主。

一、实训材料

(1)挂图与标本：日本血吸虫、片形吸虫、华枝睾吸虫、姜片吸虫、并殖吸虫及虫卵标本片。

(2)用品：50％甘油、瓷盘、平皿、载玻片、盖玻片、擦镜纸、脱脂棉、放大镜、显微镜及多媒体。

二、实训内容

(1)观察日本血吸虫浸渍标本、虫卵标本片；中间宿主钉螺标本；

(2)观察片形吸虫浸渍标本及病变肝脏标本；虫卵标本片，中间宿主萝卜螺标本；

(3)观察华枝睾吸虫浸渍标本及病变肝脏标本；虫卵标本片，中间宿主标本；

(4)观察姜片吸虫浸渍标本及病变肠管标本；虫卵标本片，中间宿主标本；

(5)观察并殖吸虫浸渍标本及病变肺脏标本；虫卵标本片，中间宿主标本；

(6)绘制所看到的图片或标本 3～5 幅，并描述其详细生活史。

任务七　畜禽线虫病病原形态的观察

通过用肉眼、放大镜、显微镜观察，掌握畜禽常见线虫的形态结构特征和鉴别要点。

一、实训材料

1. 标本

(1)猪蛔虫：成虫和虫卵的标本片形态及其阻塞胆道、肠管的病理标本。

(2)牛犊新蛔虫：成虫和虫卵的标本片。

(3)犬弓首蛔虫，猫弓首蛔虫和狮弓蛔虫成虫和虫卵标本片。

(4)鸡蛔虫成虫和虫卵标本片。

(5)猪食道口线虫标本。

(6)捻转血矛线虫标本。

(7)牛、羊仰口线虫标本。

(8)马圆形线虫、无齿圆形线虫和普通圆形线虫标本。

2. 用品

50％甘油、瓷盘、平皿、载玻片、盖玻片、擦镜纸、脱脂棉、放大镜、显微镜及多媒体。

二、实训内容

(1)猪蛔虫成虫和虫卵的标本片形态及其阻塞胆道、肠管的病理标本观察。

(2)牛犊新蛔虫成虫和虫卵的标本片形态观察。

(3)犬弓首蛔虫，猫弓首蛔虫和狮弓蛔虫成虫和虫卵标本片的形态观察。

(4)鸡蛔虫成虫和虫卵标本片的形态观察。

(5)猪食道口线虫标本形态观察。

(6)捻转血矛线虫标本的形态观察。

(7)牛、羊仰口线虫标本的形态观察。

(8)马圆形线虫、无齿圆形线虫和普通圆形线虫标本的形态观察。

●●●●● 复习与思考

1. 选择题

(1)一猪场生猪发现精神沉郁，被毛粗糙无光泽，且伴随腹泻，腹痛症状，观察眼结膜苍白，下颌水肿，粪便中且混有黏液。其中有临床症状的仔猪生长停滞，发育受阻，重者甚至死亡。将死亡的猪剖检发现小肠内有大量肉红色，扁状虫体。将粪便带回实验室诊断发现沉淀法中能观察到许多淡黄色，椭圆形虫卵，而漂浮法中没有。

①根据以上症状，初步断定是以下哪种疾病？（　　　）

A. 片形吸虫病　　　　　　　　　B. 阔盘吸虫病

C. 布氏姜片吸虫病　　　　　　　D. 后睾吸虫病

②这种寄生虫病的中间宿主是以下哪种？（　　　）

A. 淡水鱼　　　　B. 淡水虾　　　　C. 钉螺　　　　D. 扁卷螺

③该猪场犯这种病，经过调查有以下原因，初步推测是以下哪几种？（　　　　）

A. 最近一段时间，猪场员工都将附近水塘边的水葫芦割回来进行喂食

B. 猪场里面有很多只散养的犬，并且随地大小便

C. 猪场猪圈旁边就是员工厕所，而且厕所冲水要流经猪圈的沟渠

D. 猪场一直有给猪饲喂泔水

(2)一屠宰场在屠宰羊的时候，发现其内部脏器上均有许多大小不一，层层叠叠的白色包囊，并且脏器均出现严重萎缩。询问养殖户发现，他的羊只皆为散养状态，由五只猎犬看护，前两周内养殖羊中已出现死亡，整体消瘦，甚至还发生咳嗽，呼吸困难情况。

①根据已知情况，还可以做下面哪个诊断？（　　　）

A. 羊粪便节片观察　　　　　　　B. 羊粪便饱和盐水漂浮法

C. 犬粪便沉淀法　　　　　　　　D. 犬粪便节片观察

②若怀疑饲养主可能也得了此病，以下哪种方法较适宜？（　　　）

A. 皮内变态反应　　　　　　　　B. 粪便饱和盐水漂浮法

C. 粪便沉淀法　　　　　　　　　D. 粪便节片观察

③治疗本病首选下列哪种药品？（　　　　）

A. 左旋咪唑　　　　B. 丙硫咪唑　　　　C. 伊曲康唑　　　　D. 常山酮

(3)检疫人员在屠宰场取某猪场送宰的猪膈肌剪碎后压片，可在显微镜下观察到滴露

状、半透明针尖大小的包囊。

①该猪肉中被检为阳性的寄生虫是(　　　)。

A. 猪囊虫　　　　　B. 旋毛虫　　　　　C. 猪球虫　　　　　D. 细粒棘球蚴

②这种寄生虫成虫主要寄生在(　　　)。

A. 肌肉中　　　　　B. 肠道中　　　　　C. 血液中　　　　　D. 肝脏中

③此类寄生虫的生殖方式是(　　　)。

A. 分裂生殖　　　　B. 卵生　　　　　　C. 胎生　　　　　　D. 卵胎生

3. 简答题

(1)简述吸虫的形态构造和生活史。人兽共患吸虫病主要有哪些?有什么预防控制措施?吸虫病如何进行诊断治疗?

(2)简述绦虫的形态构造和生活史特点。人兽共患绦虫病主要有哪些?有什么预防控制措施?如何进行治疗?

(3)简述线虫的形态构造和生活史特点。人兽共患线虫病主要有哪些?有什么预防控制措施?线虫病如何进行诊断治疗?

学习情境四

动物外寄生虫病防治技术

●●●●● **学习任务单**

学习情境四	动物外寄生虫病防治技术
布置任务	
学习目标	知识点：1. 掌握昆虫纲及蛛形纲寄生虫的基本生物学特点； 　　　　2. 了解常见外寄生虫的生活史特点及其中间宿主和终末宿主； 　　　　3. 掌握常见外寄生虫病的临床症状、病理特征和防治措施。 技能点：1. 会识别昆虫纲及蛛形纲寄生虫的幼虫形态和成虫形态； 　　　　2. 会通过寄生虫诊断技术诊断常见的外寄生虫病； 　　　　3. 会根据诊断的外寄生虫病制定治疗方案及预防措施。
任务描述	1. 诊断螨虫病，并能制定合理的防治措施； 2. 诊断蜱虫病，并能制定合理的防治措施； 3. 诊断跳蚤病，并能制定合理的防治措施； 4. 能根据不同外寄生虫病的爆发，了解会传播哪些病原，并做出相应预防措施。
提供材料	1. 汪明. 兽医寄生虫学(动物医学专业用)[M]. 3版. 北京：中国农业出版社,2004. 2. 宋铭忻. 兽医寄生虫学[M]. 北京：科学出版社，2018. 3. 德怀特鲍曼. 犬猫常见寄生虫病的诊断与治疗图谱[M]. 北京：中国农业科学技术出版社，2017. 4. 路燕. 动物寄生虫病防治[M]. 2版. 北京：中国轻工业出版社，2017. 5. 丁丽. 临床寄生虫检验[M]. 武汉：华中科技大学出版社，2017. 6. 张西臣. 动物寄生虫病学[M]. 4版. 北京：科学出版社，2017. 7. 秦建华. 动物寄生虫病学[M]. 北京：中国农业大学出版社，2013.

续表

学习情境四	动物外寄生虫病防治技术
布置任务	
对学生要求	1. 以小组为单位完成任务，体现团队合作精神； 2. 严格遵守消毒制度，防止寄生虫之间的人畜传播； 3. 严格遵守操作规程，避免事故发生； 4. 严格遵守实验纪律，爱护实验器材。
资讯方式	通过资讯引导：①观看视频；②到本课程精品课网站和图书馆查询；③问任课老师。
资讯问题	1. 动物外寄生虫是什么？ 2. 常见的动物外寄生虫有哪些？ 3. 外寄生昆虫病有哪些？ 4. 外寄生昆虫的形态是什么样的？ 5. 常见的感染猪的外寄生虫有哪些？ 6. 牛皮蝇该如何诊断和防治？ 7. 蜱虫的防控应该注意什么？ 8. 疥螨病应如何与痒螨病、蠕形螨、虱病进行区别诊断？ 9. 感染犬猫的外寄生虫有哪些？应如何防控？ 10. 养殖场要防控外寄生虫病应怎么做？
资讯引导	1. 在信息单中查询。 2. 进入动物寄生虫病精品课程网站查询。 3. 在相关教材和网站资讯中查询。

　　动物外寄生虫病是由节肢动物感染引起。节肢动物门是动物界中最大的一个门，占已知动物的 85%，有 110 万～120 万种，共分 13 个纲，与兽医有关的有蛛形纲、昆虫纲、甲壳纲、蠕形纲，而其中蛛形纲、昆虫纲与畜禽疾病有关。

　　1. 节肢动物的重要特征

　　节肢动物身体两侧对称，身体分节和具有分节的附肢，雌雄异体（且雌雄异形），体表具有几丁质外骨骼。循环系统为开放式。节肢动物借助腮或气门进行呼吸。消化系统比较完全，分前肠、中肠和后肠 3 部分：前肠包括口腔、咽、食道及前胃，用于磨碎和消化食物；中肠为胃，用于消化和吸收食物；后肠包括结肠和直肠，用于累积和排泄粪便。中枢神经系统属于链状结构，包括一个围绕食道的神经环和位于头部背侧部分的脑，每个体节有成对的神经干和神经节。体内受精，有直接发育，也有间接发育。

　　2. 外寄生虫病与畜禽疾病的关系

　　节肢动物危害畜禽的方式可归纳为以下两个方面。

　　(1)直接危害

　　直接危害指节肢动物本身对宿主所引起的危害。节肢动物暂时或永久地寄生于畜禽的体内或体表，一方面通过吸血或叮咬引起畜禽不能正常休息和采食，降低生产能力和产品质量；另一方面作为病原体的节肢动物寄生于畜禽体内或体表能使畜禽发生特异疾病，如疥螨能引起疥螨病，羊鼻蝇幼虫寄生于羊的鼻腔及其附近的腔窦内能引起羊鼻蝇蛆病。这些特异疾病同样造成宿主生长缓慢，发育不良，甚至死亡，给畜牧业造成很大的损失。

（2）间接危害

节肢动物是许多种病毒、细菌、立克次氏体、螺旋体、原虫和蠕虫的传播媒介，其传播方式有以下两种。

①机械性传播：病原体在传播者体内既不发育也不繁殖，传播者仅起携带传递的作用。如虻、厩螫蝇传播伊氏锥虫病就采用这种方式。

②生物性传播：病原体在传播者体内有发育或繁殖过程。对病原体来说这种发育或繁殖过程是必要的，因为它构成了病原体生活史的一环。因此，在大多数情况下，传播者获得了这些病原体之后必须经过一定的时间，待病原体在传播者体内发育或繁殖的循环完成后才具有传染能力。生物性的传播是具有特殊性的，即仅某些种类的传播者才适合于某些病原体的发育和繁殖。

项目一　动物寄生昆虫病防治

寄生昆虫，是指一个时期或终生附着在寄主的体内或体表，并以摄取寄主的营养物来维持生存的昆虫。昆虫纲属于节肢动物门，目前已知的有 100 万种以上，在兽医学上具有重要意义的有下列目、科。

一、双翅目

（1）长角亚目：包括蚊科和毛蠓科。

（2）短角亚目：如虻科。

（3）环裂亚目：包括狂蝇科、皮蝇科、胃蝇科和虱蝇科。

二、虱目

虱目包括血虱科和颚虱科。

三、食毛目

食毛目包括啮毛虱科、长角羽虱科和短角羽虱科。

四、蚤目

蚤目：如蠕形蚤科。

任务一　外寄生昆虫的形态构造

昆虫纲重要特征是成虫外观左、右对称，体表被坚韧的外骨骼、体和附肢分节，虫体分头、胸、腹 3 个部分，头上有 1 对触角，胸部有 3 对足，腹部除生殖器外无附肢，用气门或气管呼吸。

头部：分眼（视觉器官）、触角（感觉器官）、口器（采集器官）。复眼 1 对（有的或为单眼）。触角位于头前两侧。由于昆虫采食方式不同，其口器的形态和构造也不相同，主要有咀嚼式、刺吸式、刮舐式、舐吸式及刮吸式。

胸部：分前胸、中胸、后胸。各胸节腹面有 1 对足，称前足、中足、后足。多数昆虫中胸和后胸背侧各有 1 对翅，称前翅、后翅。双翅目昆虫后翅退化为平衡棒。有些昆虫翅完全退化，如虱、蚤等。

腹部：由 8 节组成，而有些昆虫腹节相互愈合，只有 5～6 节，如蝇类。腹部最后几节变为雌雄外生殖器。

任务二　外寄生昆虫的发育生活史

外寄生昆虫一般由雌虫、雄虫交配后产生后代，多为卵生，少数为卵胎生。从卵发育到成虫，其形态结构、生理特征和生活习性等方面均发生不同程度的变化，称为变态。变态可分为完全变态和不完全变态。

完全变态：经卵、幼虫、蛹和成虫 4 个阶段，在形态和生活习性上各不相同，如蚊、蝇等。

不完全变态：经卵、幼虫、若虫和成虫 4 个阶段，无蛹期。幼虫期、若虫期及成虫期在形态和生活习性方面基本相似，如虱等。

任务三　猪血虱病的防治

一、病原形态

血虱呈椭圆形，灰白色或灰黑色，背腹扁平。雌虱长 4～6 mm，雄虱长 3.5～4 mm。头部狭长，刺吸式口器，触角 1 对，分 5 节；胸部稍宽，分 3 节，每节有足，末端有坚强的爪；腹部呈卵圆形，较胸部宽，分 9 节。胸部和腹部每节两侧各有 1 个气孔。

虫卵呈黄白色，长椭圆形，大小为 (0.8～1) mm×0.3mm。

猪血虱、牛血虱、马血虱的形态如图 4-1-1 所示。

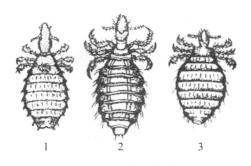

图 4-1-1　血虱形态

1. 猪血虱　2. 牛血虱　3. 马血虱

二、发育与传播

(一)生活史

猪血虱属于不完全变态发育，发育过程包括卵、若虫(分 3 期)和成虫 3 个阶段，均在猪体上完成。雌、雄虱交配后，雄虱死亡，雌虱吸饱血后产卵，分泌黏液将卵附着于猪被毛上，卵经 9～20 天孵化为若虫。雌虱一昼夜产卵 1～4 个，产卵期为 2～3 周，共产卵 50～80 个，产完卵后即死亡。猪血虱离开猪体仅能存活 5～7 天。

(二)流行特点

猪血虱主要流行于卫生条件较差的猪场和某些散养猪场，感染的猪只为主要的传染源，主要经直接接触或通过饲养人员和用具间接接触传播。以寒冷季节感染严重，与冬季舍饲、拥挤、运动少、褥草长期不换、空气湿度增加等因素有关。在温暖季节，由于日晒、干燥或洗澡等因素感染减少。

三、症状与病变

猪血虱常寄生在猪的耳根、颈部及后肢内侧，在吸血时刺痒皮肤，致使病猪经常擦痒，烦躁不安，导致饮食减少，营养不良，消瘦，被毛粗乱甚至脱落，皮肤损伤。仔猪尤为明显。

四、诊断

猪血虱个体很大，肉眼极易发现。

五、治疗与预防

（一）治疗药物

可用敌百虫、双甲脒、溴氰菊酯等杀虫剂喷雾体表，也可用伊维菌素或阿维菌素剂量为 0.3 mg/kg 体重，皮下注射，间隔 2 周用药。

（二）防制措施

加强饲养管理和环境卫生，猪舍保持清洁、干燥、光线充足，饲养密度要适宜，及时清除粪便和更换垫草。猪群要经常检查，发现病猪应及时隔离。定期按照计划驱虫。

任务四　禽羽虱病的防治

一、病原形态

禽羽虱呈淡黄色或淡灰色，长 0.5～1.0 mm，多数扁而宽，少数细长。头部钝圆，略宽于胸部，咀嚼式口器，触角 1 对，3～5 节。胸部有 3 对足，足粗短，爪不发达。腹部分 11 节，最后数节为生殖器。雄虱尾端钝圆，雌虱尾端分叉。图 4-1-2 所示为长角羽虱和鸡羽虱。

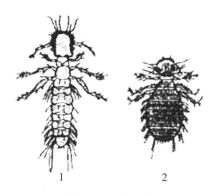

图 4-1-2　禽羽虱

1. 长角羽虱　2. 鸡羽虱

二、发育与传播

禽羽虱为不完全变态发育，发育过程包括卵、若虫（分 3 期）和成虫 3 个阶段，均在禽体上进行。虱卵成簇附着于羽毛上，经 4～7 天孵化成若虫。整个发育过程约 3 周时间。

秋冬季节鸡羽毛浓密，体表温度较高，适宜羽虱的发育和繁殖，所以本病在秋冬季节多发，密集饲养时易发。禽羽虱寿命为数月，离开宿主后 5～6 天死亡。

禽羽虱以啮食宿主的羽毛、皮屑为生。鸡羽虱可刺破柔软羽毛根部吸血，并咬表皮下层组织。每种羽虱均有特定宿主和寄生部位，有些宿主同时被多种羽虱所寄生，广幅长羽虱多寄生在鸡的头部和颈部等羽毛较少的部位，鸡翅长羽虱常寄生在翅膀下面，鸡圆羽虱多寄生在鸡的背部和臀部的绒毛上。

三、症状与病变

羽虱在采食过程中造成禽体瘙痒，并伤及羽毛或皮肉，病禽表现精神不安、食欲下降、羽毛脱落、消瘦、产蛋量下降。对雏禽危害尤为严重，使其生长发育停滞，体质衰弱，其至死亡。

四、诊断

根据禽奇痒不安的表现对禽群进行检查，肉眼观察禽体皮肤羽毛基部寄生情况，结合剖检多只禽未见其他病理变化，即可确诊。

五、治疗与预防

（一）治疗药物

可用5％敌百虫、5％氟化钠、2％除虫菊酯或5％硫黄粉均匀撒在病鸡羽毛上；也可用5％硫黄粉、3％除虫菊酯与细沙合拌进行沙浴；还可用20％杀灭菊酯按 0.02 mL/m³ 空间，用带有烟雾发生装置的喷雾机喷雾熏蒸，禽舍需密闭 2～3 h。

（二）防制措施

应加强饲养管理，保持禽舍洁净、通风，勤换垫草，对管理用具要定期消毒。

任务五　牛皮蝇蛆病的防治

一、病原形态

本液病原主要为牛皮蝇和纹皮蝇两种。两种蝇形态相似，成蝇较大，外形似蜂，体表被有绒毛，复眼不大，有3个单眼，触角分3节，口器退化，有3对足及1对翅。

（一）牛皮蝇

牛皮蝇(图 4-1-3)成蝇长 13～15 mm，头部绒毛呈浅黄色，胸部前端和后端绒毛为淡黄色，中段为黑色；腹部绒毛前端为白色，中间为黑色，末端为橙黄色。虫卵为淡黄白色，长圆形，一端有柄，以柄附着在牛毛上。成熟幼虫（第3期）体粗壮，色泽随虫体成熟，由淡黄、黄褐色变为棕褐色，长 28 mm，分 11 节，体表有很多结节和小刺，最后两节背、腹面均无刺，背面较平，腹面凸有带刺的结节，有2个后气孔，气门板呈漏斗状。

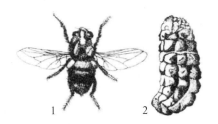

图 4-1-3　牛皮蝇

1. 牛皮蝇　2. 第 3 期幼虫

（二）纹皮蝇

成蝇长约 13 mm，胸部绒毛呈灰白或淡黄色，并具有4条黑色纵纹；腹部绒毛前端灰白色，中间黑色，末端呈黄色。虫卵与牛皮蝇相似。成熟幼虫（第 3 期）长达 26 mm，最后 1 节无刺。

二、发育与传播

（一）生活史

牛皮蝇和纹皮蝇的生活史基本相似，属完全变态，经卵、幼虫（分 3 期）、蛹和成蝇 4 个阶段。

成蝇可自由生活，不采食，也不叮咬动物。雌、雄蝇交配后，雄蝇死亡，雌蝇在牛体上产卵，产完卵后死亡，成蝇仅生活 5～6 天。牛皮蝇多产卵于牛体四肢上部、腹部、乳房和体侧皮肤，每根毛黏附 1 枚虫卵；纹皮蝇则多产卵于牛后肢球节附近、前胸及前腿部，每根毛黏附数枚至 20 枚虫卵。1 个雌蝇一生可产卵 400～800 枚。

卵经 4～7 天孵出第 1 期幼虫，经毛囊沿毛孔钻入皮下，2.5 个月后沿外围神经的外膜组织移行到椎管硬膜的脂肪组织中，蜕皮变为第 2 期幼虫，在此停留 5 个月，然后从椎间孔移行至腰背部皮下蜕皮变为第 3 期幼虫，此时在皮下形成指头大的瘤状隆起，直径可达 30 mm，上有小孔与外界相通。第 3 期幼虫寄生 2～3 个月，成熟后离开牛体入土或在隐蔽处化蛹，蛹期 1～2 个月，而后羽化为成蝇。整个发育期为 1 年，幼虫在牛体内寄生约 10 个月。纹皮蝇发育和牛皮蝇基本相似，但第 2 期幼虫寄生在食道壁上。

（二）流行特点

本病主要经皮肤感染，在我国主要流行于西北、东北及内蒙古地区（主要流行纹皮蝇）。成蝇的活动季节随气候条件不同而略有差异，多发生在夏季，牛皮蝇一般出现于 6—8 月，纹皮蝇出现于 4—6 月。

三、症状与病变

成蝇虽然不叮咬牛，但在夏季繁殖季节，成群围绕牛飞，尤其雌蝇产卵时会引起牛惊恐不安，影响牛采食和休息，引起消瘦。有时还会导致牛狂奔而造成外伤，孕牛流产概率增加。

幼虫钻入皮肤时，可引起局部痛痒。幼虫在体内移行时，造成移行各处组织损伤。幼虫在皮下寄生时，可引起局部结缔组织增生和发炎，当继发细菌感染时，可形成化脓性瘘管。幼虫成熟落地后，瘘管愈合形成瘢痕，严重影响皮革质量。

此外，幼虫分泌的毒素还对牛血液和血管有损害作用，可引起贫血。最终导致病牛消瘦，肉品质下降，产奶量下降，经济价值降低。幼虫移行还可能伤及延脑或大脑，引起神经症状，导致牛只死亡。如图 4-1-4 所示为寄生于牛体表的牛皮蝇蛆。

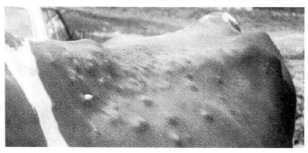

图 4-1-4　寄生于牛体表的牛皮蝇蛆

四、诊断

当幼虫移行到背部皮下时,皮肤上有结节隆起,用手挤压可挤出幼虫,即可确诊。夏季在牛被毛上发现单个或成排的虫卵可为诊断提供参考。

五、治疗与预防

(一)治疗药物

(1)伊维菌素或阿维菌素:按 0.2 mg/kg 体重,皮下注射。

(2)蝇毒灵:按 10 mg/kg 体重,肌内注射。

(3)4%蝇毒磷溶液:按 0.3 mL/kg 体重,背部浇洒。

(4)8%皮蝇磷溶液:按 0.33 mL/kg 体重,背部浇洒。

(5)2%敌百虫溶液:背部浇洒或涂抹,成年牛用量不超过 300 mL。

(二)防制措施

消灭牛体内的幼虫,可以减少幼虫的危害,并防止幼虫化蛹为成蝇。在流行地区感染季节,可用敌百虫、蝇毒灵等喷洒牛体,每隔 10 天用药 1 次,以防止成蝇产卵或杀死由卵孵出的第 1 期幼虫。

任务六　蚤病的防治

蚤病一般是由蠕形蚤和栉首蚤引起的疾病。我国甘肃、青海、宁夏、新疆、西藏等高寒地区普遍存在,主要寄生在马、牛、羊、犬、猫及某些野生动物的体表。

一、病原形态

1. 蠕形蚤

蠕形蚤属于蠕形蚤科蠕形蚤属和羚蚤属的蚤类。蠕形蚤的虫体较大,分头、胸、腹三部分(图 4-1-5)。雄虫体小,左右扁平,深棕色,有一般跳蚤的外观;雌虫当体内虫卵成熟时腹部迅速增大,有时可达黄豆大小,呈卵圆形,色深灰,此时由于其外形很像有条纹的蠕虫,所以叫作“蠕形蚤”。

2. 栉首蚤

栉首蚤属蚤目、蚤科、栉首蚤属,常见的有犬栉首蚤和猫栉首蚤。基本形态如前所述,但雌蚤吸血后腹部不膨大。跳跃能力极强。此两种并无严格的宿主特异性,可在犬、猫间相互流行,并可寄生于人体。

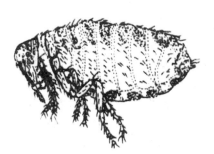

图 4-1-5　蠕形蚤

(引自宁长申等,1995)

二、发育与传播

蚤的发育为完全变态,分为卵、幼虫、蛹和成虫 4 个阶段。除成虫外,其余 3 个阶段均在夏季于地面完成。高山牧场上特有的温度、湿度条件均适于其发育;在晚秋变为成虫,开始侵袭动物,冬季产卵,初春死亡。据观察,蠕形蚤成虫从 10 月起,先后发现于灌木林、石头窝、石山缝及牛粪堆中,在干滩上则少见。以后即寄生于家畜与野兽(黄羊、野牛、野驴、野鹿)体上,以 12 月寄生最多,至次年青草长出后消失。栉首蚤除成虫外,其他 3 个阶段均在动物活动场所的地面或犬、猫的窝内完成。成虫寄生于动物体表。

蚤除咬啮宿主吸血外,尚为犬复孔绦虫的中间宿主,并能传播一些疾病。特别是作为人的宠物的寄生虫，可跳至人体引起瘙痒。故为宠物饲养者所关注。

三、症状与病变

蚤寄生在家畜的体表，吸食大量血液，引起家畜皮肤发炎和奇痒，并在寄生部位排出带血色的粪便和灰色虫卵，使被毛染成污红色或形成血痂，尤其白色被毛的家畜更为明显。严重侵袭可引起家畜迅速贫血、消瘦、虚弱。马有时因局部发痒而与其他物体摩擦或自行啃咬造成外伤，在羊可引起被毛损坏，易于脱落，在气候骤变的情况下能造成死亡。

四、治疗与预防

消灭畜体的蚤可用拟除虫菊酯类或敌百虫等杀虫药喷洒畜体或局部涂擦，效果良好。细毛绵羊对敌百虫较敏感，须慎用。

夏初撤离冬圈以后，秋末冬初进入冬圈以前，都应对冬圈及其周围环境进行一次彻底清理，并喷洒杀虫药液。

项目二 动物蜱螨病防治

蜱螨病是由蛛形纲蜱螨目的蜱、螨寄生于畜禽体表（或表皮内）所引起的疾病。

蜱主要吸食宿主血液，还可通过吸血传播疾病，如梨形虫病、森林脑炎、绵羊泰勒虫病和鸡螺旋体病等。螨引起的螨病可使患畜发生剧痒和各种类型皮肤炎症，导致皮毛脱落、生长不良，严重的甚至衰弱而死亡。不同种类的蜱、螨各有固定的宿主，对寄生部位也有一定的选择性。

任务一 蜱螨的形态构造

蜱螨虫体呈椭圆形或圆形，身体分为头胸和腹两部分，有的头、胸、腹3部分融合为一个整体，大多数虫体的长度在0.3～5.0 mm。

蜱螨身体分为假头和躯体，假头突出于躯体的前端，其基部称假头基，假头基的前方为口器。蜱螨的口器一般由两侧的1对须肢和在其背侧的1对螯肢及腹侧的一个口下板组成，螯肢和口下板之间为口。

蜱螨躯体的腹面前部两侧有4对足，每足由体侧向外分为基节、转节、股节、胫节、后跗节和跗节。跗节末端有2爪，爪间有爪间突，有些种类的爪间突变为吸盘。躯体的背面和腹面常有几丁质构成的板，肛门多位于躯体腹面的后部，生殖孔也在腹面，但其位置各有不同。

任务二 蜱螨的发育生活史

蜱螨的发育属于不完全变态，发育过程包括卵、幼虫、若虫和成虫4个阶段。其幼虫、若虫和成虫均需吸血，从幼虫转变为若虫或从若虫变为成虫时，虫体都需要经过蜕皮。有的还需更换宿主。

蛛形纲的虫体为卵生，从卵孵出的幼虫，经若干次蜕皮变为若虫，再经过蜕皮变为成虫，其间在形态和生活习性上基本相似。若虫和成虫在形态上相同，只是体形小和性器官尚未成熟。

任务三 动物硬蜱病的防治

硬蜱俗称壁虱、扁虱、草爬子、狗豆子等，多数寄生于哺乳动物体表，少数寄生于鸟类和爬虫类，个别寄生在两栖类。

一、病原形态

硬蜱呈红褐色，卵圆形，背腹扁平，背面有几丁质的盾板，眼1对或缺，气门板1对。虫体芝麻至米粒大，雌虫吸饱血后可鼓胀到蓖麻籽大小。头、胸、腹融合，不易分辨，仅按其外部器官功能和位置区分为假头与躯体两部分。图4-2-1所示为具尾扇头硬蜱的形态。

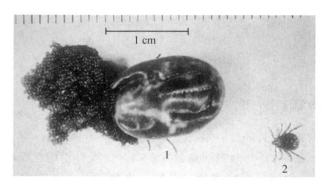

图 4-2-1 具尾扇头硬蜱形态

1. 饱血后形态   2. 未吸血前形态

1. 假头

假头（图4-2-2）位于躯体前端，由假头基和口器组成，口器由1对须肢、1对螯肢和1个口下板组成。

假头基呈矩形、六角形、三角形或梯形。须肢位于假头基前方两侧，分4节，在吸血时起到支撑蜱体的作用。螯肢在须肢之间，可从背面看到，起到切割宿主皮肤的作用。口下板位于螯肢腹面，与螯肢合拢形成口腔，在腹面有呈纵列的逆齿，在吸血时有穿刺与附着的作用。

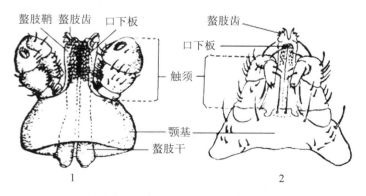

图 4-2-2 蜱的假头（引自孙义临，1981）

1. 硬蜱   2. 软蜱

2. 躯体

蜱躯体由盾板、缘垛、眼、足、生殖孔、气门板、肛沟、腹板等组成。

雄虫盾板几乎覆盖整个背面，雌虫盾板仅覆盖背面的前方，盾板有点窝状刻点。多数硬蜱在盾板或躯体后缘具有方块形的缘垛，通常有 11 块。腹面有足、生殖孔、肛门、气门和几丁质板等。腹面两侧有 4 对足，每足 6 节，从体侧向外依次为基节、转节、股节、胫节、后跗节和跗节。基节固定于腹面，不能活动，其上着生距。第 1 对足附节接近端部的背缘有哈氏器，为嗅觉器官，可作为鉴别蜱种的依据。生殖孔位于前部或靠中部正中，其前方及两侧有 1 对向后延伸的生殖沟。肛门位于后部正中，通常有肛沟围绕肛门的前方或后方。

幼蜱和若蜱的形态与成蜱相似，其不同点为：幼蜱有 3 对足，无气门板。若蜱有 4 对足，有气门板。

二、发育与传播

(一)生活史

硬蜱为不完全变态发育，需经过卵、幼蜱、若蜱和成蜱 4 个阶段。雌、雄蜱在动物体表进行交配，雌蜱吸饱血后离开宿主落地，经 4～9 天开始产卵，产卵期为 20～30 天。虫卵呈黄褐色，胶着成团，经 2～4 周孵出幼蜱。幼蜱经 2～6 天吸饱血后，蜕皮变为若蜱，若蜱再经 2～8 天吸饱血后变为成蜱，成蜱需 6～20 天吸饱血。硬蜱生活史的长短主要受环境温度和湿度影响，整个生活史为 3～12 个月，环境条件不利时出现滞育现象，生活史将延长。

在硬蜱整个发育过程中，需经 2 次蜕皮和 3 个吸血期，根据在吸血时是否更换宿主可分为以下 3 种类型(图 4-2-3)。

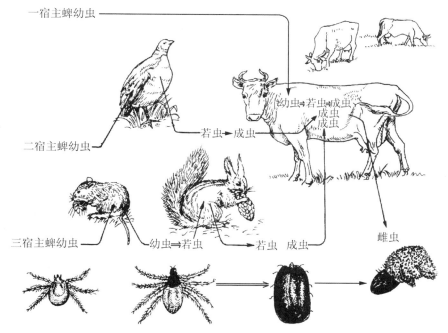

图 4-2-3　硬蜱更换宿主类型图

（1）一宿主蜱：生活史全部在 1 个宿主体完成，如微小牛蜱。

（2）二宿主蜱：整个发育需要 2 个宿主体完成，即幼蜱在第 1 个宿主体吸血蜕皮变为若蜱，若蜱吸饱血后落地蜕皮变为成蜱，成蜱再侵袭第 2 个宿主吸血。如残缘璃眼蜱、囊形扇头蜱。

（3）三宿主蜱：2 次蜕皮在地面上完成，而 3 个吸血期需更换 3 个宿主，即幼蜱在第 1 个宿主体吸饱血后，落地蜕皮变为若蜱，若蜱再侵袭第 2 个宿主，吸饱血后落地蜕皮变为成蜱，成蜱再侵袭第 3 个宿主吸血。大多数硬蜱均属此类，如长角血蜱、草原革蜱等。

（二）流行特点

蜱的分布与气候、地势、土壤、植被和宿主等有关。各种蜱有一定的地理分布区，有的分布于森林，如全沟硬蜱；有的分布于草原，如草原革蜱；有的分布于沙漠地带，如亚洲璃眼蜱；也有的分布于农耕地区，如微小牛蜱。

大多数寄生于哺乳动物体表，少数寄生于鸟类和爬行类动物，个别寄生于两栖动物。具有较强的耐饥饿能力。活动具有明显的季节性，多数在温暖季节活动，并且其越冬场所因种类而异，有的在栖息场所越冬，有的依附在宿主体上越冬；硬蜱还是一些动物疫病的传播媒介。在兽医学上具有重要的地位，因对家畜危害严重的巴贝斯虫、泰勒虫病均靠硬蜱进行传播。

三、症状与病变

蜱可寄生于多种动物，也可侵袭人。直接危害是吸食血液，造成动物痛痒、烦躁不安，皮肤损伤，引起动物贫血、消瘦、发育不良等。蜱更重要的危害是作为传播媒介传播疾病，已知可传播 83 种病毒、15 种细菌、17 种螺旋体、32 种原虫以及衣原体、支原体、立克次体等。其中森林脑炎、莱姆热、出血热、蜱传斑疹伤寒、鼠疫、野兔热、布鲁氏菌病、梨形虫病等均为人畜共患病。

硬蜱造成宿主皮肤破损，可使宿主皮肤水肿、出血、急性炎性反应，甚至引起伤口生蛆。

四、诊断

依据流行病学特点，结合临床症状，在动物体表发现蜱即可做出诊断。

五、治疗与预防

（一）治疗药物

最为简单有效的方法即是捕捉，捉蜱时应使蜱体与皮肤垂直，然后往上拔，以免蜱假头断入皮内引起局部炎症。

可用 1％敌百虫水溶液、0.33％敌敌畏水溶液、双甲脒、溴氰菊酯等喷洒或洗刷畜体，或伊维菌素、氯氰柳胺注射。各种药剂的长期使用，可使蜱产生耐药性，因此，杀虫剂应混合使用或轮流使用，以增强杀虫效果和推迟发生抗药性。

近年来，国外研究出一种灭蜱的新途径，对蜱的防治效果较好。其方法是将内晶菌灵（苏云金杆菌的制剂）涂洒于犬体表，能使蜱死亡率达 70％～90％。

（二）防制措施

定期用杀蜱药物处理畜舍，包括地面、墙壁等处的缝隙。对引进的或输出的家畜均应进行检查和灭蜱工作。应将青草在太阳下晒干，同时在饲喂时尽量选择晒后的上层草。

集中进行翻耕牧地、清除杂草、改良土壤、栽培牧草及在严格监督下进行烧荒等，消灭蜱的滋生地。此外,捕杀野生鼠类对消灭硬蜱也有重要的意义。

任务四　动物软蜱病的防治

软蜱和硬蜱一样,也是体外吸血寄生虫,为多种人兽共患病病原体的传播媒介和贮藏宿主。

一、病原形态

软蜱(图 4-2-4)虫体扁平,卵圆形或长卵圆形,体前端较窄,吸血前为灰黄色,吸饱血后为灰黑色。假头隐藏于虫体前端腹面的头窝内(幼虫除外),假头基小,无多孔区;须肢为圆柱状,口下板不发达,其上的齿较小;躯体表皮为革质状,并有明显的皱襞,背腹面无盾板和腹板;多数无眼,雌、雄蜱生殖孔不同,雌蜱的生殖孔呈横沟状,雄蜱呈半月状;足的基节无距。

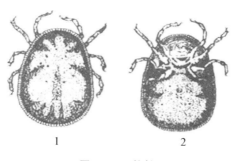

图 4-2-4　软蜱

1. 背面　2. 腹面

二、发育与传播

软蜱为不完全变态发育,需经过卵、幼蜱、若蜱和成蜱 4 个阶段。大多数软蜱属于多宿主蜱。软蜱整个生活史一般需要 1~2 个月。雌蜱饱食后的体重可增加 6~13 倍,并且只有吸血后才能产卵,而雄蜱体重不超过 2~3 倍。

常呈昼伏夜出活动方式,多为夜间活动吸血,一生吸血多次,且产卵多次。

在温暖季节活动和产卵,寒冷季节软蜱卵巢内卵细胞不成熟。软蜱具有惊人的耐受饥饿能力和长期的存活寿命。软蜱的寿命,可长达 5~7 年,甚至 15~25 年。拉合尔钝缘蜱的 I 期若蜱可耐饥饿 2 年,II 期若蜱为 4 年,III 期若蜱和成蜱能够不取食 5~10 年,个别成蜱达 10~14 年之久。

三、症状与病变

有些软蜱唾液腺可分泌一种神经毒素,引起急性上行性肌萎缩性麻痹,称为"蜱瘫痪",如软蜱引起的软蜱性麻痹。软蜱中的波斯锐缘蜱是鸡立克次体和鸡螺旋体的传播媒介,还可传播羊泰勒虫病、无浆体病、布鲁菌病和野兔热等。

四、诊断

依据流行病学特点,结合临床症状,在动物体表发现蜱即可做出诊断。

五、治疗与预防

治疗和预防可同硬蜱病。

任务五　动物疥螨病的防治

螨病是由疥螨科、痒螨科、蠕形螨科、皮刺螨科和恙螨科的螨寄生于畜禽体表、表皮或毛囊、皮脂腺内而引起的一种慢性寄生虫性皮肤病,具体表现为剧痒、湿疹性皮炎、皮肤结痂、脱毛等。本病为接触感染,具有高度传染性。

疥螨病是由疥螨科疥螨属的疥螨寄生于动物皮肤内所引起的皮肤病。其主要有马疥螨、牛疥螨、猪疥螨、山羊疥螨、绵羊疥螨、兔疥螨、犬疥螨、驼疥螨等。其宿主特异性并不十分严格。

一、病原形态

疥螨(图 4-2-5)虫体微黄色,大小为 0.2~0.5 mm,呈龟形,背面隆起,腹面扁平;口器呈"U"形,为咀嚼式;腹面有 4 对短粗的肢,第 3、4 对不突出体缘。雄虫的第 1、2、4 对肢末端有吸盘,第 3 对肢末端有刚毛。雌虫的第 1、2 对肢末端有吸盘,第 3、4 对肢末端有刚毛。吸盘柄长,不分节。

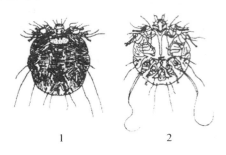

图 4-2-5　疥螨

1. 雌虫背面　　2. 雄虫腹面

二、发育与传播

(一)生活史

病螨为不完全变态发育,需经过卵、幼虫、若虫和成虫 4 个发育阶段。受精后的雌螨在宿主表皮挖凿隧道,以角质层组织和渗出的淋巴液为食。隧道每隔一段距离,即有小孔与外界相通,为空气和幼虫出入的孔道。雌虫在隧道内产卵,一生可产 40~50 枚,虫卵经 3~8 天孵化出幼虫,幼虫蜕皮变为若虫,若虫的雄经 1 次蜕皮、雌虫经 2 次蜕皮变为成虫。雄虫交配后死亡,雌虫的寿命为 4~5 周。疥螨整个发育周期为 8~22 天,平均15 天。

(二)流行特点

本病主要侵袭羊、猪、牛、骆驼、马、犬、猫及兔等哺乳动物,幼畜和体质差的动物易受感染。秋、冬季多发,因为在寒冷季节,日光照射不足,动物毛长而密,皮肤湿度较高,有利于螨的生长繁殖,特别是阴雨天气、拥挤、阴暗潮湿、通风不良的栏舍,蔓延最快,发病严重。可由被病畜污染的厩舍、用具、鞍具、饲养员或兽医人员的衣服及手等传播。

螨病流行特点极为相似,并且有严格的宿主特异性,虽能感染多种动物,但不同种动物之间不会相互传染,且在宿主体生活遇到不利条件时,迅速转入休眠状态,休眠期可达

5～6个月。疥螨病在山羊和猪多发，痒螨病在绵羊上多发，而蠕形螨病在犬上多见。

三、症状与病变

山羊疥螨病：多发生于嘴唇四周、眼圈、鼻背和耳根部，可蔓延到腋下、腹下和四肢曲面等无毛及少毛部位。

绵羊疥螨病（图4-2-6）：在头部明显，嘴唇周围、口角两侧、鼻子边缘和耳根下面。发病后期病变部位形成坚硬白色胶皮样痂皮，俗称"石灰头"病。

牛疥螨病（图4-2-7）：开始于牛的面部、颈部、背部、尾根等被毛较短的部位，病情严重时，可遍及全身，特别是幼牛感染疥螨后，往往引起死亡。

猪疥螨病（图4-2-8）：仔猪多发，初从头部的眼周、颊部和耳根开始，后蔓延到背部、身体两侧和后肢内侧，患部剧痒、被毛脱落、渗出液增加，形成石灰色痂皮，皮肤呈现皱褶或龟裂。

兔疥螨病：先由嘴、鼻孔周围和脚爪部位发病。病兔不停用嘴啃咬脚部或用脚搔抓嘴、鼻孔等处解痒，严重发痒时有前、后脚抓地等特殊动作。病兔脚爪上出现灰白色痂块，嘴唇肿胀，影响采食。

犬疥螨病：先发生于头部，后扩散至全身，幼犬尤为严重。患部有小红点，皮肤也发红，在红色或脓性疱疹上有黄色痂，奇痒，脱毛，然后表皮变厚而出现皱纹。

猫疥螨病：由猫背肛螨引起，寄生于猫的面部、鼻、耳及颈部，可使皮肤龟裂，出现黄棕色痂皮，常可使猫死亡。

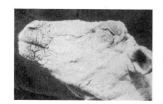
图4-2-6　绵羊疥螨病

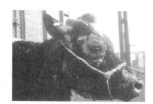
图4-2-7　牛疥螨病

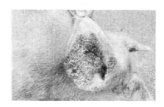
图4-2-8　猪疥螨病

四、诊断

根据临诊症状、流行特点和皮肤刮下物实验室检查即可确诊。要注意与虱病鉴别诊断。症状不明显时，对犬、猫的疥螨病则需要刮取患部和健康部交界处的皮肤，镜检螨虫；对猪疥螨，应刮取耳内侧皮肤检查。虫体少时，可用10％氢氧化钾消化后再镜检。

五、治疗与预防

（一）治疗药物

伊维菌素、阿维菌素、溴氰菊酯、双甲脒、蝇毒磷、敌百虫、倍硫磷等均有效果，用药方法有涂擦、喷洒、药浴和注射等。

1.涂药疗法

可用拟除虫菊酯类或有机磷类药物。涂药前患部剪毛，除去痂皮、污物，用温肥皂水或2％来苏儿清洗，干后涂药。因多数药物不能杀灭虫卵，治疗2～3次（每次间隔5～7天）。

2.药浴疗法

可用辛硫磷、溴氰菊酯等。常在病畜数量多、环境温度高的情况下使用。使用时药液温度应保持在36～38℃，不能低于30℃。

3. 注射疗法

伊维菌素按 0.2～0.3 mg/kg 体重，皮下注射，间隔 7～10 天重复用药。

当患病动物较多时，应先进行少数动物试验，然后再大规模使用。

（二）防制措施

动物圈舍保持干燥、光线充足、通风良好，饲养密度合理。经常清扫，定期消毒，定期驱虫。

注意观察动物群中有无发痒、掉毛现象，及时挑出可疑患病动物，隔离饲养，及时诊断，同时饲养管理人员也应注意经常消毒，以免通过手、衣服和用品散布病原体，被污染的动物圈舍和用具用杀螨剂处理。

引入动物时，应事先了解有无螨病存在；引入后应详细作螨病检查；最好先隔离观察一段时间（15～20 天），确无螨病症状后，经杀螨药喷洒再并入畜群中去。

任务六　动物痒螨病防治

痒螨同疥螨一样，都是寄生于体表的寄生虫，会导致动物瘙痒、脱毛等症状。目前认为只有马痒螨 1 个种，寄生其他动物的为其变种，主要有牛痒螨、绵羊痒螨、山羊痒螨、兔痒螨等，形态上很相似，但彼此不传染。

一、病原形态

痒螨呈椭圆形，大小为 0.5～0.8 mm。长圆锥状刺吸式口器；4 对肢均突出虫体边缘。雌虫第 1、2、4 对肢末端有吸盘，雄虫第 1、2、3 对肢末端有吸盘，腹面后部有 1 对交合吸盘，尾端有 2 个尾突，其上各有 5 根刚毛。如图 4-2-9 所示为猫耳螨及卵。

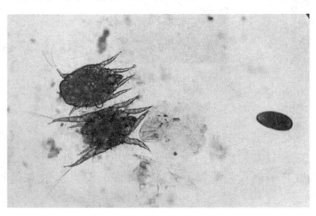

图 4-2-9　猫耳痒螨及卵

二、发育与传播

痒螨发育过程与疥螨相似，以宿主患部渗出物和淋巴液为食。雌螨采食 1～2 天即可产卵，一生产卵约 40 枚，整个发育过程需 2～3 周。当条件不适时，转入 5～6 个月的休眠期。痒螨寿命约 42 天。

三、症状与病变

与疥螨病不同，该病初多发于被毛长而稠密部位，患部渗出物多。

绵羊痒螨病（图 4-2-10）：多发生于背部、臀部，然后波及全身，严重时全身被毛脱光。

牛痒螨病：初发部位为颈部、角基底及尾根，然后延及垂肉和肩胛两侧，严重时蔓延到全身。

山羊痒螨病：发生在嘴唇四周、眼圈、鼻、鼻背和耳根部，可蔓延到腋下、腹下和四肢。

兔痒螨病：主要侵害耳部，引起外耳道炎，渗出物干燥后形成黄色痂皮，如纸卷状，堵塞耳道样。病兔耳朵下垂，不断摇头和用腿搔耳朵，严重时蔓延至筛骨或脑部，引起癫痫症状。

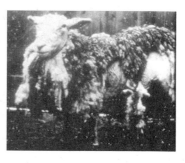

图 4-2-10　绵羊痒螨病

四、诊断

诊断方式参照疥螨病。

五、治疗与防制

参照疥螨病。

痒螨病在绵羊上最易发，针对绵羊，还可每年夏季剪毛后对羊只进行药浴。这是预防绵羊痒螨病的主要措施。对曾经发生过螨病的羊群尤为必要。

任务七　动物蠕形螨病防治

蠕形螨科蠕形螨寄生于家畜及人的毛囊或皮脂腺而引起的皮肤病，又称为毛囊虫病或脂螨病。各种家畜均有其专一的蠕形螨寄生，有犬蠕形螨、牛蠕形螨、猪蠕形螨、绵羊蠕形螨、马蠕形螨等。犬、猪蠕形螨较多见。

一、病原形态

蠕形螨呈半透明乳白色，细长蠕虫状，大小为 0.25～0.4 mm。假头呈不规则四边形，由 1 对螯肢、1 对须肢及 1 个口下板组成，短喙状刺吸式口器；胸部有 4 对很短的足；腹部窄长，有明显环形皮纹。雄虫的雄茎自胸部背面突出，雌虫的阴门位于腹面。图 4-2-11 所示为犬蠕形螨。

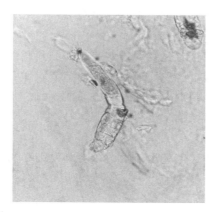

图 4-2-11　犬蠕形螨

二、发育与传播

蠕形螨为不完全变态发育，需经卵、幼虫、若虫和成虫 4 个阶段，全部在宿主体上进行。雌虫产卵于宿主毛囊和皮脂腺内，虫卵经 2～3 天孵化为幼虫，幼虫经 1～2 天蜕皮变为第 1 期若虫，再经 3～4 天蜕皮变为第 2 期若虫，再经 2～3 天蜕皮变为螨。整个发育期为 14～15 天。

三、症状与病变

本病大多发生于动物头部和腿部，重者可蔓延至躯干。患部脱毛，发生皮炎、皮脂腺炎和毛囊炎。

犬蠕形螨病（图 4-2-12）：多发生在头部、眼睑和腿部。开始为鳞屑型，患部脱毛，皮肤增厚发红，并有糠皮状鳞屑，后变为脓疱型，患部脱毛，产生脓疱，并有难闻气味，重者因贫血和中毒而死亡。

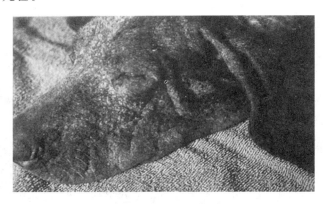

图 4-2-12　犬蠕形螨病

羊蠕形螨病：多发生于耳部、头顶及其他部位。皮脂腺分泌物增多，形成粉刺、脓疱，被毛脱落，局部溃疡。

牛蠕形螨病：多发生于头部、颈部、肩部、背部或臀部。形成小如针尖至大如核桃的疖疮，内含粉状物或脓状稠液，皮肤变硬，脱毛。

猪蠕形螨病：多发生于眼周围、鼻部和耳基部，而后逐渐向其他部位蔓延。痛痒轻微，病变部皮肤增厚、粗糙、盖以皮屑，并发生皱裂，有结节或脓疱。

四、诊断

蠕形螨寄生在毛囊内，检查时先在动物四肢的外侧和腹部两侧、背部、眼眶四周、颊部和鼻部的皮肤上按摩，是否有砂粒样或黄豆大的结节。如有，用小刀切开挤压，看到有脓性分泌物或淡黄色干酪样团块时，则可将其挑在载片上，滴加生理盐水 1～2 滴，均匀涂成薄片，上覆盖玻片，在显微镜下进行观察。

五、治疗与防制

治疗与防制方案同疥螨病。但蠕形螨病由于会继发细菌感染，常在患部剪毛后，用过氧化氢或 1%～2% 呋喃西林溶液清洗干净，然后可用 14% 碘酊涂擦患部 6～8 次；甲酸苄酯乳剂 25% 或 50% 苯涂擦患部。

蠕形螨病脓疱型重症病例还应同时选用高效抗菌药物，对体质虚弱患畜应补给营养，以增强体质及抵抗力。当犬患全身蠕形螨病时不宜繁殖后代。

任务八　鸡皮刺螨病防治

鸡皮刺螨病是寄生于家禽体表的皮刺螨引发的瘙痒、脱毛等慢性寄生虫皮肤病。该病具有高度传染性，易在潮湿，养殖密度高的环境中爆发。

一、病原形态

鸡皮刺螨(图 4-2-13)，呈椭圆形，后部略宽，吸饱血后虫体由灰白色转为红色，虫体长 0.5～1.5 mm。体表有细皱纹并密生短毛，假头长，螯肢呈细长针状。腹面有 4 对较长的肢，肢端有吸盘。

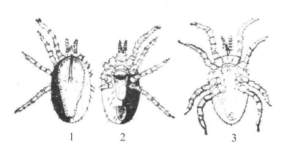

图 4-2-13　鸡皮刺螨

1. 雌虫背面　2. 雌虫腹面　3. 雄虫腹面

二、发育与传播

鸡皮刺螨的发育包括卵、幼虫、若虫、成虫 4 个阶段，其中若虫为 2 期。侵袭鸡的雌螨在每次吸饱血后 12～24 h 内在鸡窝的缝隙或碎屑中产卵，每次产卵 10 多个，一生产卵40～50 个。在 20～25℃ 条件下，卵经过 48～72 h 孵化出幼虫，幼虫不吸血，经 24～48 h内蜕化为第 1 期若虫；第 1 期若虫吸血后 24～48 h 内蜕化为第 2 期若虫；第 2 期若虫吸血后 24～48 h 蜕化为成虫。从卵发育到成虫需要 7 天。

鸡皮刺螨最常见于鸡，但也可寄生于火鸡、鸽等禽类。该螨常呈明显的红色或微黑色的小圆点，成群栖息在鸡舍的缝隙、物品及粪块下面等阴暗处，夜间才侵袭鸡体吸血。成虫耐饥饿能力较强，4～5 个月不吸血仍能存活。成虫适应高湿环境，所以多见于雨季，但在干燥环境容易死亡。

三、症状与病变

鸡皮刺螨寄生于鸡、鸽等动物体表，以吸食血液为食，严重侵袭时可使鸡日渐消瘦，贫血，产蛋量下降。

四、诊断

同疥螨病。

五、治疗与防制

杀灭鸡体上的螨可用 0.05% 蝇毒磷溶液与细砂混合供鸡砂浴，还可用拟除虫菊酯类药物：如溴氰菊酯 50 mg/kg 体重或杀灭菊酯(戊酸氰醚酯、速灭杀丁)60 mg/kg 体重，喷洒。

本病具体防制参照"疥螨病"。

项目三 技能训练

任务一 疥螨检查技术

1. 实训动物

牛。

2. 实训材料

显微镜，手术刀片。

3. 方法

(1)病料的采集

螨的个体较小，常需刮取皮屑，于显微镜下寻找虫体或虫卵。首先详细检查病畜全身，找出所有患部，然后在新生的患部与健康部交界的地方(因为这里的螨较多)。剪去长毛，取凸刃小刀在体表刮取病料，所用器械在酒精灯上消毒后，使刀刃与皮肤表面垂直，反复刮取表皮，直到稍微出血为止，此点对检查寄生于皮内的疥螨尤为重要。将刮到的病料收集到培养皿或其他容器内，取样处用碘酒消毒。

在野外进行工作时，为了避免风将刮下的皮屑吹去，刮时可将刀子沾上甘油或甘油与水的混合液。这样可使皮屑黏附在刀上。将刮取到的病料收集到容器内带回准备检查与标本制作。

(2)病料的检查方法

①直接检查法：将刮下物放在黑纸上或有黑色背景的容器内，置温箱中(30~40℃)或用白炽灯照射一段时间，然后收集从皮屑中爬出的黄白色针尖大小的点状物在镜下检查。此法较适用于体形较大的螨(如痒螨)。检查水牛痒螨时，可把水牛牵到阳光下揭去"油漆起爆"状的痂皮，即可看到淡黄白色的麸皮样缓慢爬动的痒螨。还可以把刮取的皮屑握在手里，不久会有虫体爬动的感觉。

②显微镜直接检查法：将刮下的皮屑，放于载玻片上，滴加煤油，覆以另一张载玻片。搓压玻片使病料散开，分开载玻片，置显微镜下检查。煤油有透明皮屑的作用，使其中虫体易被发现，但虫体在煤油中容易死亡；如欲观察活螨，可用10％氢氧化钠溶液、液体石蜡或50％甘油水溶液滴于病料上，在这些溶液中，虫体短期内不会死亡，可观察到其活动。

③虫体浓集法：为了在较多的病料中检出其中较少的虫体，而提高检出率，可采用浓集法。此法先取较多的病料，置于试管中，加入10％氢氧化钠溶液，浸泡过夜(如急待检查可在酒精灯上煮数分钟)，使皮屑溶解，虫体自皮屑中分离出来。尔后待其自然沉淀(或以2 000 r/min的速度离心沉淀5 min)，虫体即沉于管底，弃去上层液，吸取沉渣检查。

也可采用上述方法的病料加热离心后，倾去上清液，再加入60％硫代硫酸钠溶液，充分混匀后再以2 000 r/min的速度离心2~3 min，螨虫即漂浮于液面，再取表面溶液检查。

④ 温水检查法：即用幼虫分离法装置，将刮取物放在盛有40℃左右温水的漏斗上的铜筛中，经0.5~1 h，由于温热作用，螨从痂皮中爬出集成小团沉于管底，取沉淀物进行

检查。也可将病料浸入 40～45℃ 的温水里，置恒温箱中，活螨在温热的作用下，由皮屑内爬出，集结成团，沉于水底部。1～2 h 后，将其倾在表玻璃上，解剖镜下检查。

⑤ 培养皿内加温法：将刮取到的干的病料，放于培养皿内，加盖。将培养皿放于盛有 40～45℃ 温水的杯上，经 10～15 min 后，将皿翻转，则虫体与少量皮屑黏附于皿底，大量皮屑则落于皿盖上，取皿底检查。可以反复进行如上操作。该方法可收集到与皮屑分离的干净虫体，供观察和制作封片标本之用。

4. 实验注意事项

(1)螨对寄生部位有一定的选择性，多数寄生于体表皮肤柔软而毛少的部位。根据其发育规律和生活习性，确定采集虫体的时间和部位。

(2)虫体和病料采取中应严防散布病原。

任务二　蠕形螨检查技术

1. 实训动物

犬。

2. 实训材料

显微镜，手术刀片。

3. 方法

(1)病料的采集

详细检查病犬全身，找出患部，蠕形螨常寄生在毛囊内，检查时先在动物四肢的外侧和腹部两侧、背部、眼眶四周、颊部和鼻部的皮肤上按摩，是否有砂粒样或黄豆大的结节。如有，用小刀切开挤压，看到有脓性分泌物或淡黄色干酪样团块时，收集备检。如没有，则取凸刃小刀在体表刮取病料，病料采集时应注意解剖刀要从适当角度刮，深入真皮，直到渗血，刮皮屑前滴 1 滴甘油或液体石蜡在皮肤或解剖刀上，有助于蠕形螨的收集。

①直接涂片法：将刮取物在载玻片上滴加 2～3 滴 5％ 甘油，加盖玻片在显微镜下检查，可发现活的螨虫。具体做法同本学习情境任务 1。

②虫体浓集法：为了提高检出率，可先取较多的病料，置于试管中，用 10％ 氢氧化钠溶液溶解痂皮后，吸取沉渣镜检。具体做法同本学习情境任务 1。

③透明胶带法：将患部用普通肥皂液擦干净后，用透明胶带贴患处，第二天取下在贴于载玻片上镜检。

4. 实验注意事项

蠕形螨检查方法与疥螨、痒螨不同，主要蠕形螨寄生在真皮内，所以检查之前要不停挤压皮肤，将寄生于毛囊深处的蠕形螨挤在较易刮取的体表，多以毛囊内脓性分泌物和干酪样团块进行检查。

● ● ● ● ● **复习与思考**

1. 名词解释

完全变态　不完全变态　昆虫纲　蛛形纲

2. 选择题

某羊群部分羊只临床表现为剧痒，局部皮肤发炎，擦伤，形成水疱或结节，并且结痂，脱毛，日渐消瘦，衰竭或继发感染。

①根据临床症状，推测这些羊只应为下列哪种疾病？（　　）

A. 螨病　　　　　　B. 羊狂蝇蛆　　　　C. 蜱病　　　　　　D. 蚤病

②对该病进一步确诊，可以采用下列哪种方法？（　　）

A. 皮肤表面观察法　　　　　　B. 皮肤刮片检查法

C. 粪便沉淀法　　　　　　　　D. 饱和盐水漂浮法

③对该病治疗，可采取（　　）。

A. 1%～3%敌百虫水溶液药浴

B. 5%～7%贝尼尔深部肌内注射

C. 氯氰柳胺，按2.5 mL/kg体重皮下注射

D. 溴氰菊酯，按500 mg/kg体重乳液涂擦或喷淋

3. 简答题

(1)简述蛛形纲和昆虫纲形态构造特征及生活史特点。

(2)简述硬蜱与软蜱主要区别以及对动物的危害和防治措施。

(3)简述疥螨、痒螨与蠕形螨对动物的危害及防治措施。

(4)简述外寄生虫的直接危害与间接危害。

(5)常见的感染猪的外寄生虫都有哪些？

(6)牛皮蝇应如何诊断和防治？

(7)疥螨病应如何与痒螨病、蠕形螨、虱病进行区别诊断？

(8)感染犬猫的外寄生虫都有哪些？如何防控？

(9)养殖场应怎么防控外寄生虫病？

学习情境五

动物原虫病防治技术

●●●●● **学习任务单**

学习情境五	动物原虫病防治技术
布置任务	
学习目标	知识点：1. 掌握原虫的基本结构特点； 　　　　2. 掌握原虫的无性繁殖和有性繁殖方式； 　　　　3. 掌握常见原虫病的临床症状、病理特征和防治措施。 技能点：1. 会识别各种原虫的各时期形态； 　　　　2. 会通过寄生虫诊断技术诊断常见的原虫病； 　　　　3. 会根据诊断的原虫病制定治疗方案及预防措施。
任务描述	1. 能够熟练描绘动物原虫的基本形态； 2. 诊断球虫病，并能制定合理的防治措施； 3. 诊断巴贝斯虫病，并能制定合理的防治措施； 4. 能根据不同原虫病的爆发，了解其传播者，并做出相应预防措施； 5. 能掌握原虫的繁殖和发育方式，分析原虫发育方式与其他寄生虫的差别。
提供材料	1. 汪明. 兽医寄生虫学(动物医学专业用)[M]. 3版. 北京：中国农业出版社，2004. 2. 宋铭忻. 兽医寄生虫学[M]. 北京：科学出版社，2018. 3. 德怀特鲍曼. 犬猫常见寄生虫病的诊断与治疗图谱[M]. 北京：中国农业科学技术出版社，2017. 4. 路燕. 动物寄生虫病防治[M]. 2版. 北京：中国轻工业出版社，2017. 5. 丁丽. 临床寄生虫检验[M]. 武汉：华中科技大学出版社，2017. 6. 张西臣. 动物寄生虫病学[M]. 4版. 北京：科学出版社，2017. 7. 秦建华. 动物寄生虫病学[M]. 北京：中国农业大学出版社，2013.

续表

学习情境五	动物原虫病防治技术
布置任务	
对学生要求	1. 以小组为单位完成任务，体现团队合作精神； 2. 严格遵守消毒制度，防止寄生虫之间的人畜传播； 3. 严格遵守操作规程，避免事故发生； 4. 严格遵守实验纪律，爱护实验器材。
资讯方式	通过资讯引导：①观看视频；②到本课程精品课网站和图书馆查询；③问任课老师。
资讯问题	1. 动物原虫是什么？ 2. 原虫的无性繁殖方式有哪些？ 3. 原虫的有性繁殖是什么？ 4. 鸡球虫病如何诊断？其综合防治措施是什么？ 5. 弓形虫病如何诊断？如何进行生活史？其综合防治措施是什么？ 6. 巴贝斯虫如何诊断？其传播者是谁？如何进行生活史？其综合防治措施是什么？ 7. 住白细胞虫的中间宿主和终末宿主分别是什么？在宿主上有什么临床症状？如何诊断？如何综合防治？ 8. 伊氏锥虫对马有什么危害？如何防治？
资讯引导	1. 在信息单中查询。 2. 进入动物寄生虫病精品课程网站查询。 3. 在相关教材和网站资讯中查询。

项目一　原虫基础知识

原虫是单细胞动物，整个虫体由一个细胞构成。在长期的进化过程中，原虫获得了高度发达的细胞器，具有与高等动物器官相类似的功能。原虫寄生于动物的腔道、体液、组织和细胞内。

任务一　原虫的形态构造

一、细胞结构

原生动物、后生动物、真菌及植物同为真核生物，它们的遗传物质（DNA）由染色体携带，染色体结构明显，与组蛋白结合。

（一）细胞膜

同所有细胞一样，原虫外包表膜，在电子显微镜下，表膜是三层结构的单位膜，其中间层为脂质层，电子致密度较低，较明淡。同其他真核生物一样，原虫的细胞核也有双层单位膜，膜上有小孔。其他一些膜限制性细胞器，如内质网、线粒体、高尔基体，各种膜空泡等均与真核生物相似。其中线粒体的嵴多为管状，而非片层状。此外，原虫还有膜限制性小体，称为微体，其功能多与氧化脱氢有关。

（二）细胞质

细胞质基质是胶体性质，细胞中央区的细胞质称为内质，周围区的称为外质。内质呈溶胶状态，承载着细胞核、线粒体、高尔基体等。外质呈凝胶状，在光学显微镜下较为透明，起着维持虫体结构刚性的作用。原虫外膜和直接位于其下方的结构常称作表膜。表膜微管或纤丝位于单位膜的下方，对维持虫体完整性有作用。

（三）细胞核

细胞核，在光学显微镜下外表变化很大，除纤毛虫外，大多数均为囊泡状。其特征为染色质分布不均匀，有一个或多个核仁。寄生性阿米巴、锥虫和植鞭毛虫有核内体。

二、运动器官

原虫的运动器官有鞭毛、纤毛、伪足和波动嵴4种。

（一）鞭毛

鞭毛，很细，呈鞭子状，由中央的轴丝和外鞘组成。外鞘是细胞膜的延伸。轴丝由9个外周微管和2个中央微管组成。中央微管也有鞘。两根中央微管左右排列，鞭毛波动的平面由此而定。鞭毛全长的大部分可能包埋在虫体一侧延伸出来的细胞膜中，从而形成一个鳍状波动膜。鞭毛可以做多种形式的运动，快与慢，前进与后退，侧向或螺旋形。拍打动作可起始于基部或末端。轴丝的基部终止于一个复杂程度不一的"根系系统"。整个鞭毛基部包在一个长形的盲囊中，称为鞭毛囊。轴丝起始于细胞质中的一个小颗粒，称为毛基体。

（二）纤毛

纤毛的结构与鞭毛相似，但纤毛较短，密布于虫体表面。此外，纤毛与鞭毛不同的地方是运动时的波动方式。纤毛平行于细胞表面推动液体，鞭毛平行于鞭毛长轴推动液体。由于纤毛虫的纤毛数很多，故其根系系统很复杂。鞭毛和纤毛的运动机制尚不明了。

（三）伪足

伪足是肉足鞭毛亚门虫体的临时性器官，它们可以引起虫体运动以捕获食物。

（四）波动嵴

波动嵴是孢子虫定位的器官，只有在电子显微镜下才能观察到。

三、特殊细胞器

一些原生动物还有一些特殊细胞器，即动基体和顶复合器。

（一）动基体

动基体为动基体目原虫所有。光学显微镜下动基体嗜碱性，位于毛基体后，呈点状或杆状。动基体内含有大量DNA，称为kDNA。kDNA为环状，相互连锁，形成网络状结构。动基体是一个重要的生命活动器官，而非仅仅是传统意义上的分类依据。

（二）顶复合器

顶复合器是复顶门虫体在生活史的某些阶段所具有的特殊结构，只有在电子显微镜下才能观察到。典型的顶复合器一般含有一个极环、多个微线、数个棒状体、多个表膜下微管、一个或多个微孔、一个类锥体。

在寄生虫侵入宿主细胞时，往往是顶复合器一端与宿主细胞接触，与虫体侵入宿主细胞有着密切的关系。因此，将顶复合器看作一种特殊的细胞器比仅仅看作一种分类标志更合适。

任务二 认知原虫繁殖方式

原虫的生殖方式有无性生殖和有性生殖两种。

一、无性生殖

(一)二分裂

二分裂即一个虫体分裂为两个。分裂顺序是先从毛基体开始，而后动基体、核，再细胞。鞭毛虫常为纵二分裂，纤毛虫为横二分裂。

(二)裂殖生殖

裂殖生殖也称复分裂。细胞核和其基本细胞器先分裂数次，而后细胞质分裂，同时产生大量子代细胞。裂殖生殖中的虫体称为裂殖体，后代称裂殖子。一个裂殖体内可包含数十个裂殖子。球虫常以此方式生殖。

(三)孢子生殖

孢子生殖是在有性生殖的配子生殖阶段形成合子后，合子所进行的复分裂。经孢子生殖，孢子体可以形成多个子孢子。

(四)出芽生殖

出芽生殖即先从母细胞边缘分裂出一个小的子个体，逐渐变大。梨形虫常以这种方法生殖。

(五)内出芽生殖

内出芽生殖又称内生殖，即先在母细胞内形成两个子细胞，子细胞成熟后，母细胞被破坏。如经内出芽生殖法在母体内形成 2 个以上的子细胞，称为多元内生殖。

二、有性生殖

(一)接合生殖

接合生殖多见于纤毛虫。两个虫体并排结合，进行核质的交换，核重建后分离，成为两个含有新核的虫体。

(二)配子生殖

配子生殖，虫体在裂殖生殖过程中，出现性的分化，一部分裂殖体形成大配子体(雌性)，一部分形成小配子体(雄性)。大小配子体发育成熟后，形成大、小配子。一个小配子体可以产生许多个小配子，一个大配子体只产生一个大配子。小配子进入大配子内，结合形成合子(图 5-1-1)。

三、包囊

许多原虫可以分泌一种保护性外膜，并进入静止阶段。这种静止期虫体称作包囊。包囊形成在自由生活的原虫和寄生原虫转换新宿主期间非常普遍。包囊形成有利于原虫在不利的环境中生存。在包囊形成过程中，虫体还蓄积贮备一些食物，如淀粉和糖原等。

任务三 认知原虫的发育生活史

原虫的生活史是指原虫从宿主排出的新生后代到感染易感宿主后，经过生长、发育和繁殖其下一代的全过程，这又称生活周期。寄生原虫的繁衍和世代交替过程中进行宿主更替，寄生原虫在完成整个生活史的发育过程中，根据有无中间宿主的参与，可将其分为直接发育和间接发育两个类型。

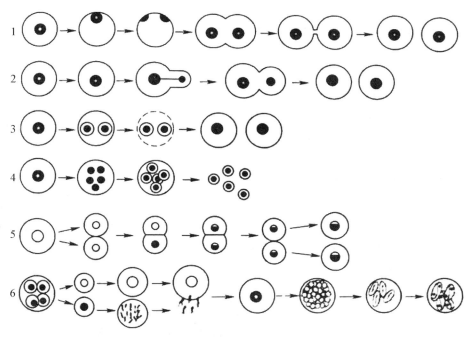

图 5-1-1　原虫生殖示意图(引自路燕，2012)

1. 二分裂　2. 外出芽生殖　3. 内出芽生殖　4. 裂殖生殖　5. 接合生殖　6. 配子生殖

(1)直接发育：在原虫的生活史只需一个宿主，如球虫、隐孢子虫。

(2)间接发育：在原虫的生活史中需要两个以上宿主分别进行有性或无性繁殖并形成世代交替。如弓形体以猫为终末宿主，以畜禽及人等多种动物为中间宿主；住白细胞虫在家禽体内和吸血昆虫(媒介者)体内分别完成无性和有性繁殖，然后再通过媒介者传播给新的宿主。

项目二　动物球虫病的防治

在兽医学上所称的球虫病，是由各种球虫分别寄生于畜、禽及野生动物所引起的疾病，主要特征为食欲不振、消瘦、贫血、腹泻和受累器官或部位出血。

各种畜禽都具有各自独有的球虫寄生，不相互感染，即具有严格的宿主特异性。牛、羊、猪、兔、犬、猫、鸡、火鸡、鸭、鹅、鸽、鹌鹑等都为易感宿主。

球虫是细胞内寄生虫，但对寄生部位有严格的选择性。通常大多数球虫寄生于肠道上皮细胞，但也有在其他器官寄生的，如兔的斯氏艾美尔球虫则寄生于肝脏的胆管上皮细胞内，鹅的截形艾美尔球虫寄生于肾脏的肾小管上皮细胞内。

寄生于畜禽的球虫主要有艾美耳属、等孢属、泰泽属和温扬属四个属。每种球虫都表现出独特的卵囊结构，并且球虫在不同发育阶段的形态不一致。现仍主要根据球虫卵囊作为球虫种类鉴别的主要对象。具体检索见表 5-2-1。

表 5-2-1 畜禽主要球虫检索表

卵囊形态			球虫分类	寄生宿主
无孢子囊	—	卵囊内 8 个子孢子	—	鸭、鹅
有孢子囊	2 个孢子囊	孢子囊内 4 个子孢子	等孢属	猫、犬、猪
	4 个孢子囊	孢子囊内 2 个子孢子	艾美耳属	多种畜禽
		孢子囊内 4 个子孢子	温扬属	鸭、鸡、鸽

任务一 鸡球虫病的防治

鸡球虫病是常见且危害十分严重的原虫病，对养禽业的危害十分严重。全世界养禽业每年因球虫病造成的损失为 5 亿美元左右，其中 2.5 亿美元用于药费支出。我国虽无精确的统计，但我国是一个养鸡大国，饲养鸡的数量居世界首位；加之球虫病的预防措施不完善，因而每年因鸡球虫病造成巨大的经济损失。

一、病原形态

(一)球虫种类

鸡球虫在分类上隶属于原生动物界、顶复门、孢子虫纲、真球虫目、艾美耳科、艾美耳属。1891 年首次鉴定出鸡的盲肠球虫以来，迄今全世界已记载的鸡球虫共有 15 种，我国及世界各地发现的并为多数学者所公认的 9 种球虫：①堆型艾美耳球虫；②布氏艾美耳球虫；③巨型艾美耳球虫；④和缓艾美耳球虫；⑤毒害艾美耳球虫；⑥早熟艾美耳球虫；⑦柔嫩艾美耳球虫；⑧哈氏艾美耳球虫；⑨变位艾美耳球虫。

(二)球虫卵囊形态特征

在外界环境中可以见到的球虫是其孢子化阶段的虫体——卵囊(图 5-2-1)。未孢子化的卵囊呈卵圆形或近似圆形，少数呈椭圆形或梨形等。多数卵囊无色或灰白色，个别的种

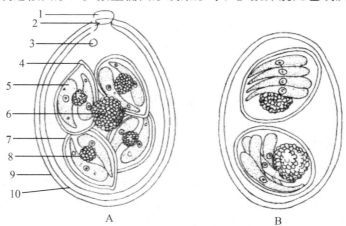

图 5-2-1 艾美耳属球虫卵囊(A)和等孢属球虫卵囊(B)

1. 极帽 2. 卵膜孔 3. 极粒 4. 斯氏体 5. 子孢子 6. 卵囊残体
7. 孢子囊 8. 孢子囊残体 9. 卵囊壁外层 10. 卵囊壁内层

可带有黄色、红色或棕色。其大小因种而异，多数长为 25～30 μm，最大的种长度可达 90 μm（如马的鲁氏艾美耳球虫），最小的种只有 8 μm。卵囊壁一般有 2 层，外层为保护性膜，化学成分类似角质白；内层是由大配子在发育过程中形成的小颗粒构成的，化学成分属类脂质。某些种在卵囊的一端具有微孔，有些种在微孔上有极帽，也有称微孔极帽。在卵囊中含有一圆形的原生质团，即合子。有些种在孢子囊形成后余下一团颗粒状的团块，称为卵囊残体（有的称卵囊余体）。一些种在孢子囊的一端有一折光性小体，称为斯氏体。孢子囊一般呈椭圆形、圆形或梨形，孢子囊内含有一定数量的子孢子（因种而异）。子孢子呈香肠形或逗点形，中央有一个核，在两端可见有强折光性的、球状的折光体，有些种的孢子囊内子孢子之间当有一团颗粒状的团块，称为孢子囊残体。

　　球虫卵囊的形态特征是球虫虫种鉴定的主要依据之一。在种的鉴别时应着重注意观察，详细请见表 5-2-2。

表 5-2-2　九种鸡球虫的卵囊及特征

球虫种类	寄生部位	卵囊特征			孢子化时间/h	潜隐期/h	致病力
		大小/μm	形状	颜色			
柔嫩艾美尔球虫 E. tenella	盲肠	(19.5～26.0)× (16.5～20.8)	较大，宽卵圆形	无色	18～30.5	115	++++
毒害艾美尔球虫 E. necatix	小肠中1/3段，卵黄蒂前后	(13.2～22.7)× (11.3～18.3)	中等大小，长卵圆形	无色	18	138	++++
堆形艾美尔球虫 E. acervulina	十二指肠空肠	(17.7～20.2)× (13.7～16.3)	中等，卵圆形	卵囊壁淡黄绿色	17	97	+++
巨型艾美尔球虫 E. maxima	小肠中段	(21.75～40.5)× (17.5～33)	大，卵圆形	黄褐色	28.5～48.5	123	+++
布氏艾美尔球虫 E. brunetti	小肠后段直肠盲肠	(20.7～30.3)× (18.1～24.2)	大，卵圆形	无色	18	120	+++
哈氏艾美尔球虫 E. hagani	小肠前段	(15.8～20.9)× (14.3～19.5)	中等大小，宽卵圆形	卵囊壁淡黄绿色	18	99	++
变位艾美尔球虫 E. mivati	小肠前段	(11.9～19.9)× (10.5～16.2)	小型看，宽卵圆形	无色	12	93	++
和缓艾美尔球虫 E. mitis	小肠前段	(11.7～18.7)× (11.0～18.0)	小型，近圆形	卵囊壁为淡黄绿色	18	93	+
早熟艾美尔球虫 E. pxaecox	小肠前1/3段	(19.8～24.7)× (13.1～19.8)	较大，卵圆形	壁为淡黄绿色	12	83	+

二、发育与传播

（一）生活史

　　各种动物的不同球虫的寄生部位、潜在期（亦称潜隐期）和裂殖生殖代数各不相同，但球虫生活史的基本过程是相同的，都包括孢子生殖、裂殖生殖和配子生殖三个阶段。这三个发育阶段形成一个循环圈，即从孢子生殖发育到裂殖生殖，再由裂殖生殖发育到配子生殖，又从配子生殖返回到下一个世代的孢子生殖。在这三个发育阶段中，除孢子生殖在外界环境中(因而称外生发育阶段)进行之外，其余2个发育阶段都是在动物体内(因而称内生发育阶段)进行的。孢子生殖和裂殖生殖是无性生殖，配子生殖是有性生殖。所有球虫都需包括两代或两代以上的无性繁殖和一代有性繁殖，从宿主排出的卵囊必须在孢子化后才具有感染性。

1. 裂殖生殖

当鸡通过饲料或饮水摄入孢子化卵囊，卵囊在胃肠道发生脱囊而释出子孢子，子孢子侵入肠上皮细胞内，变为滋养体，滋养体迅速长大，虫体行裂体生殖，一般在感染后的第3天，第一代裂殖体出现，裂殖体内约900个裂殖子，裂殖子成熟后，破坏寄生的肠上皮细胞，释放出的第一代裂殖子，裂殖子侵入相邻肠上皮细胞重复进行裂殖生殖，形成第二代裂殖体和裂殖子。

2. 配子生殖

一般而言，球虫的裂体生殖具有自限性，球虫经2～3次裂殖生殖后，所产生的裂殖子大部分可能转为雌性(大)配子母细胞，然后长为雌(大)配子；一些发育为雄性(小)配子母细胞，小配子母细胞形成雄(小)配子，小配子与大配子受精，形成合子，合子形成一层被膜即为卵囊，卵囊进入肠腔随粪便排出体外。

3. 孢子生殖

当排出的卵囊在外界环境适当的温度、湿度、光照条件下，经过一段时间(24～72 h)，艾美耳球虫卵囊内的原生质发育成四个孢子囊，每个孢子囊内有2个子孢子，这种孢子化卵囊具有感染性(图 5-2-2)。

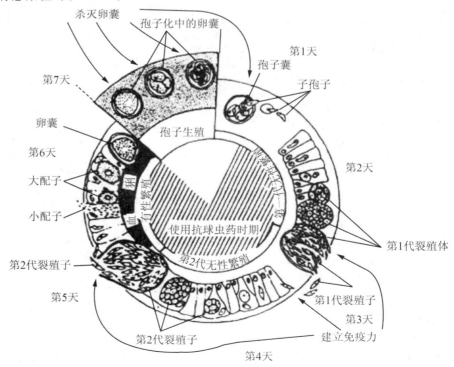

图 5-2-2　柔嫩艾美尔球虫生活史(引自 Reid，1991)

（二）流行特点

鸡是上述各种球虫的唯一天然宿主。所有日龄和品种的鸡对球虫都有易感性，但是其免疫力发展很快，并能限制其再感染。刚孵出的雏鸡由于小肠内没有足够的胰凝乳蛋白酶和胆汁使球虫脱去孢子囊，因而对球虫是不易感的。球虫病一般暴发于 3～6 周龄雏鸡，很少见于 2 周龄以内的鸡群。堆型艾美耳球虫、柔嫩艾美耳球虫和巨型艾美耳球虫的感染常发生在 21～50 日龄的鸡，而毒害艾美耳球虫常见于 8～18 周龄的鸡。

鸡球虫的感染途径是摄入有活力的孢子化卵囊，凡被带虫鸡的粪便污染过的饲料、饮水、土壤或用具等，都有卵囊存在；其他种动物、昆虫、野鸟和尘埃以及管理人员，都可成为球虫病的机械传播者。被苍蝇吸吮到体内的卵囊，可以在肠管中保持活力达 24 h 之久。

饲养管理条件不良能促使本病的发生。当鸡舍潮湿、拥挤、饲养管理不当或卫生条件恶劣时，最易发病，而且往往可迅速波及全群。

发病时间与气温和雨量有密切关系，通常多在温暖的季节流行。在我国北方，大约从 4 月开始到 9 月末为流行季节，7—8 月最严重。据调查，全年孵化的养鸡场和笼养的现代化养鸡场中，一年四季均有发病。

三、症状与病变

（一）盲肠球虫型

盲肠球虫型主要是柔嫩艾美尔球虫，侵害鸡的盲肠及其附近区域，是致病力最强的一种球虫。常在感染后第 5 天和第 6 天引起盲肠严重出血和高度肿胀以及在后期出现硬固的干酪样肠心，故称之为盲肠球虫病或血痢型球虫病。

1. 临床症状

对雏鸡的致病力最强。病初表现为不饮不食，继之由于盲肠损伤，导致发生下痢，血便，以致排出血液。病鸡拥簇成堆，战栗，临死前体温下降；重症者常表现为严重的贫血，在感染后第 5～6 天，红细胞数和红细胞压积可降低 50%，并成为死亡的直接原因。此外，由于肠细胞崩解，肠道炎症和细胞产物而造成的有毒物质，蓄积在肠管，使机体发生自体中毒，从而引起严重的神经症状和死亡。

2. 病理变化

病变主要见于盲肠。其病变程度与虫体发育增殖过程相关。随着第 1 和第 2 代裂殖体的出现而逐渐加剧，感染后第 4 天末，盲肠高度肿大，出血严重，肠腔中充满凝血块和盲肠黏膜碎片。至感染后的第 6 天和第 7 天，盲肠肠芯逐渐变硬和干涸，在感染第 8 天可从黏膜上剥脱下来。在轻症病例，遭破坏的上皮和肠腺可在 10 天左右恢复再生；较重者，往往需 3 周左右；但在严重病例，受损伤的黏膜层难以完全恢复，黏膜下层可因结缔组织增生而纤维化。病变常可从浆膜面观察到，外观为暗红色的瘀斑或连片的瘀斑。图 5-2-3 所示为盲肠球虫病对照图。

（二）小肠球虫型

引起急性发病的是毒害艾美耳球虫，而巨型艾美耳球虫、堆型艾美耳球虫和布氏艾美耳球虫、哈氏艾美耳球虫、变位艾美耳球虫、和缓艾美耳球虫和早熟艾美耳球虫感染常呈慢性发病。

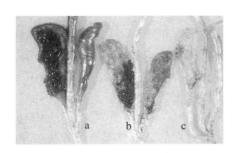

图 5-2-3　盲肠球虫病对比图

a、b. 感染盲肠球虫病的鸡盲肠　　c. 正常鸡盲肠

1. 急性球虫病

（1）临床症状

患鸡的症状为严重的消瘦、苍白、羽毛蓬松、食欲不振、翅下垂、弓腰、下痢和脱水。可影响小肠对叶黄素和类胡萝卜素的吸收，从而引起鸡只皮肤色泽不良。

（2）病理变化

小肠中部常高度膨胀或"气胀"，有时可达正常大小的 2 倍以上，这是本病的重要特征之一。轻度感染时，呈散在的局灶性灰白色病灶，横向排列成梯状，并可能融成片。肠道苍白，含水样液体。重度感染时肠壁常显著地充血、出血和坏死，肠壁增厚，肠内容物中含有多量的血液、血凝块和坏死后脱落的上皮组织。图 5-2-4 所示为小肠球虫病病变肠段。

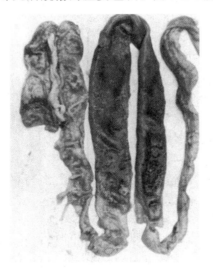

图 5-2-4　小肠球虫病病变肠段

2. 慢性球虫病

（1）临床症状

病变一般不明显，但可看见感染鸡精神沉郁、增重减少，羽毛蓬乱，鸡冠发白，色素消失，呈现慢性水泻，病鸡严重脱水和饲料转化率的降低。每天可能有少数鸡死亡。

（2）病理变化

剖检病鸡时，可见小肠下段苍白，迟缓。肠道内有水样内容物，有时为黏液和黏液样的管型。可在黏膜表面见到小的针尖大的出血点。

四、诊断

可用饱和盐水漂浮法检查粪便中卵囊，但成年鸡和雏鸡的带虫现象十分普遍，所以不能只根据从粪便和肠壁刮取物中发现卵囊就确定为球虫病。正确的诊断，须根据临诊症状、流行学调查、病理变化和实验室检查等多方面因素加以综合判断。所以通过肠道黏膜涂片的显微镜检查，仅发现少量卵囊，只能说明球虫感染的存在，不能诊断为球虫病，因为球虫普遍存在于 3～6 周龄雏鸡的小肠。如同时发现有严重的球虫病变，或出现体重下降、生长停滞和饲料转化率低下等情况，就可确诊为球虫病。

五、治疗与预防

（一）治疗药物

早期治疗的重点是在感染症状出现之后，用磺胺药或其他化学药物进行治疗，不久就发现这一方法的局限性，因为抗球虫药物应当在球虫生活史的早期显示其作用，一旦出现症状和造成组织损伤，再使用药物往往已无济无事。由于这一原因，应用药物预防的观点就基本上取代了治疗。实施治疗，若不晚于感染后 96 h 给药，有时可降低鸡的死亡率。在一个大型鸡场中，应随时储备一些治疗效果好的药物，以防鸡球虫病的突然暴发。常用的治疗药物有以下几种。

（1）磺胺二甲基嘧啶：按 0.1% 混入饮水，连用 2 天；或按 0.05% 混入饮水，饮用 4 天，休药期为 10 天。

（2）磺胺喹恶啉：按 0.1% 混入饲料，喂 2～3 天，停药 3 天后用 0.05% 混入饲料，喂药 2 天，停药 3 天，再给药 2 天，无休药期。

（3）氨丙啉：按 0.012%～0.024% 混入饮水，连用 3 天，无休药期。

（4）磺胺氯吡嗪（商品名为三字球虫粉）：按 0.03% 混入饮水，连用 3 天，休药期为 5 天。

（5）磺胺二甲氧嘧啶：按 0.05% 混入饮水，连用 6 天，休药期为 5 天。

（6）百球清 2.5% 溶液：按 0.002 5% 混入饮水，即 1 L 水中用百球清 1 mL。在后备母鸡群可用此剂量混饲或混饮 3 天。

（二）防制措施

目前所有的肉鸡场都应进行药物预防，而且应从雏鸡出壳后第 1 天即开始使用预防药。使用的抗球虫药物有下列几种。

（1）氨丙啉：按 0.0125% 混入饲料，从雏鸡出壳第 1 天用到屠宰上市为止，无休药期。

（2）尼卡巴嗪：按 0.0125% 混入饲料，休药期为 4 天。

（3）球痢灵：按 0.0125% 混入饲料，休药期为 5 天。

（4）克球粉：按 0.0125% 混入饲料，无休药期；按 0.025% 混饲，休药期为 5 天。

（5）氯苯胍：按 0.0033% 混入饲料，休药期为 5 天。

（6）常山酮：按 0.0003% 混入饲料，休药期为 5 天。

（7）杀球灵：按 0.0001% 混入饲料，无休药期。

（8）莫能菌素：按 0.01%～0.0121% 混入饲料，无休药期。

（9）拉沙菌素：按 0.0075%～0.125% 混入饲料，休药期为 3 天。

（10）盐霉素：按 0.005%～0.006% 混入饲料，无休药期。

（11）那拉菌素：按 0.005%～0.007% 混入饲料，无休药期。

（12）马杜霉素：按 0.0005%～0.0006% 混入饲料，无休药期。

生产实践证明，各种抗球虫药在使用一段时间后，都会引起虫体的耐药性，甚至产生耐药虫株，有时可对该药的同类的其他药物也产生耐药性。因此，必须合理使用抗球虫药。对肉鸡生产常以下列两种用药方案来防止虫体产生耐药性。

（1）穿梭方案：即在开始时使用一种药物，至生长期时使用另一种药物。如在 1～4 周龄时使用一种化药（如球痢灵或尼卡巴嗪），自 4 周龄至屠宰前使用一种离子载体抗生素（如盐霉素或马杜霉素）。

（2）轮换方案：即合理的变换使用抗球虫药，在春季和秋季变换药物可避免耐药性的产生，从而可改善鸡群的生产性能。

对于一直饲养在金属网上的后备母鸡和蛋鸡，无须采用药物预防。对于从平养移至笼养的后备母鸡，在上笼之前，需使用常规用量的抗球虫药进行预防，但在上笼之后就无须再使用药物预防。

任务二　兔球虫病的防治

兔球虫病是家兔最常见的一种寄生虫病，对养兔业的危害极大。它能使幼兔生长发育受阻，甚至造成大批死亡。除幼兔会感染，其他年龄阶段均会受到不同程度的感染，其死亡率较高。据报道，兔球虫共有 14 种，其中除斯氏艾美耳球虫寄生于肝脏肠管上皮细胞外，其余各种都寄生于肠黏膜上皮细胞内，一般为混合感染，呈世界性分布。

一、病原形态

兔球虫病主要是艾美耳科的斯氏艾美耳球虫感染导致。斯氏艾美耳球虫是致病力最强的一种球虫，寄生于家兔和野兔的胆管上皮细胞内，能引起严重的肝球虫病。

斯氏艾美耳球虫的卵囊较大，为长卵圆形，呈淡黄色，卵膜孔的一端较平。卵囊大小为 $(32.0～37.4)\mu m \times (20.6～22.0)\mu m$，平均为 $34.6\ \mu m \times 21.3\ \mu m$。孢子囊呈卵圆形，有斯氏体，内残体呈颗粒状。

二、发育与传播

家兔在吃食或饮水时，吞下成熟了的孢子化卵囊，卵囊进入小肠后，在胆汁和胰酶的作用下，子孢子从卵囊逸出，并主动钻入肠黏膜，经过肝门静脉到达肝脏，进入胆管上皮细胞。最早发现配子体是在感染后的第 11 天。在感染后期可以同时观察到裂殖生殖和配子生殖。在感染后第 10 天排出卵囊，高峰期在第 22～28 天，明显期可持续 37 天左右。

各种品种的家兔对兔球虫都有易感性，断奶后至 3 月龄的幼兔感染最为严重，死亡率也高；成年兔发病轻微。本病的感染途径是通过吃食和饮水。仔兔的感染主要是通过在哺乳时吃入母兔乳房上沾污的卵囊；幼兔的感染主要是通过吃草、吃料或饮水。此外，饲养人员、工具、鼠类、苍蝇也可机械地搬运球虫卵囊而传播球虫病。兔舍卫生条件恶劣所造成的饲料或饮水遭受兔粪等污染，最易促成本病的发生和传播。成年兔多为带虫者，在幼兔球虫病的传播中起着重要的作用。

三、症状与病变

(一)临床症状

按球虫的种类和寄生部位的不同，将兔球虫病分为肠型、肝型和混合型三型，临诊所见的多为混合型。

其典型病状是：食欲减退或废绝，精神沉郁，动作迟缓，伏卧不动，眼、鼻分泌物增多，唾液分泌增多，口腔周围被毛潮湿，腹泻或腹泻和便秘交替出现。病兔尿频或常作排尿姿势，后肢和肛门周围为粪便所污染。病兔由于肠鼓胀，膀胱积尿和肝肿大而出现腹围增大，肝区触诊有痛感。病兔虚弱消瘦，结膜苍白，可视黏膜轻度黄染。在发病的后期，幼兔往往出现神经症状，四肢痉挛，麻痹，多因极度衰弱而死亡。死亡率一般为 $40\% \sim 70\%$，病程为 10 余天至数周。病愈后长期消瘦，生长发育不良。

(二)病理变化

病理剖检的主要特征为：肝脏高度肿大，肝脏表面及实质内有白色或淡黄色、粟粒大或豌豆大的结节性病灶，多沿胆小管分布。取结节压片镜检，可见到大量的不同发育阶段的球虫，后期见有大量的卵囊。一些病灶被纤维性被膜所包围，胆囊肿胀及胆管囊肿性肿大，管壁增厚，胆管内含有黄色渗出物，镜检可见到大量卵囊及崩解的上皮细胞、淋巴细胞、嗜酸性和少量中性粒细胞。并可见到肝实质发生局部坏死。病兔有腹水，有的还有纤维素性腹水，膀胱积尿，尿液混浊呈乳白色。肠壁血管充血，肠黏膜充血并有点状溢血。小肠内充满气体和大量黏液，有时肠黏膜覆盖有微红色黏液。慢性病例，肠黏膜呈淡灰色，肠黏膜上(尤其是盲肠蚓突部)有许多小而硬的白色结节(内含大量卵囊)，有时可见化脓性坏死灶。

感染后 16 天的病理变化最为明显，$20 \sim 21$ 天后则逐渐恢复。如病兔能耐过急性期而存活下来。其胆管周围和小叶间结缔组织增生，新胆管增生，肝脏的大部分变为纤维化。

四、诊断

用饱和盐水漂浮法检查粪便中的卵囊；或将肠黏膜刮取物及肝脏病灶刮屑物制成涂片，镜检球虫卵囊、裂殖体或裂殖子等。如在粪便中发现大量卵囊或在病灶中发现大量各个不同发育阶段的球虫，即可初步诊断为兔球虫病。再根据流行病学资料，较为典型的临诊症状和剖检病变进行综合分析，即可确诊。

五、治疗与预防

(一)治疗药物

发生家兔球虫病时，可用下列药物进行治疗。

(1)磺胺六甲氧嘧啶：按 0.1% 的浓度混入饲料中，连用 $3 \sim 5$ 天，隔 1 周，再用一个疗程。

(2)磺胺二甲基嘧啶与三甲氧苄氨嘧啶：按 $5 : 1$ 混合后，以 0.02% 的浓度混入饲料中，连用 $3 \sim 5$ 天，停 1 周后，再用一个疗程。

(3)100 mg/kg 克球粉和 8.35 mg/kg 的苄喹硫酯合剂，商品名为 Lerbek。以此剂量混饲，可使卵囊排出量减少 80%，增重率提高 41%。

(4)氯苯胍：按 30 mg/kg 体重混入饲料中连用 5 天，隔 3 天后再重复一次。

(5)杀球灵：按 1 mg/kg 浓度混入饲料中，连用 $1 \sim 2$ 个月，可预防兔球虫病。

(6)莫能菌素：按 20 mg/kg 浓度混入饲料中，连用 $1 \sim 2$ 个月，可预防兔球虫病。超过 40 mg/L 时，虽能有效地控制兔球虫病，但影响增重。

(7)盐霉素：按 50 mg/kg 浓度混入饲料中，连用 1~2 个月，可预防兔球虫病。

(二)防制措施

(1)养兔场应建在干燥向阳处，兔场要保持干燥，兔舍应保持清洁和通风。

(2)幼兔和成年兔分笼饲养，发现病兔立即隔离治疗。

(3)加强饲养管理，注意饲料及饮水卫生，及时清扫粪便，防止兔粪污染草料和饮水。

(4)最好使用铁丝兔笼，笼底应有网眼，使粪尿流入下面的底盘之中。对兔笼等可用开水、蒸气或火焰进行消毒，或将兔笼放在阳光下暴晒以杀死卵囊。

(5)合理安排母兔的繁殖，使幼兔断奶不在梅雨季节。

(6)在球虫病的流行季节里，对断奶的仔兔，可在饲料中拌入药物(如杀球灵、氯苯胍、莫能菌素等)，用以预防兔球虫病。

任务三 猪球虫病的防治

猪球虫病多见于仔猪，可引起仔猪严重的消化道疾病。成年猪多为带虫者，是本病的传染源。

一、病原形态

猪球虫有 13 个种，其中以猪等孢球虫的致病力最强。猪等孢球虫卵囊呈球形或亚球形，囊壁光滑，无色，无卵膜孔。卵囊的大小为(18.7~23.9)μm×(16.9~20.1)μm，囊内有 2 个孢子囊，每个孢子囊内有 4 个子孢子，子孢子呈腊肠形。孢子化的最早时间为 63 h。潜在期为 10~12 天。

二、发育与传播

仔猪生下后即可感染，以夏、秋两季发病率最高。5~10 日龄的仔猪最为易感，并可伴有传染性胃肠炎、大肠杆菌和轮状病毒的感染。

传播途径主要是经口感染，卵囊随粪便排出，且猪球虫卵囊不仅能抗干燥，还耐受大部分消毒剂，因此，大部分仔猪都是因感染前一窝遗留下来的卵囊而发病。可见感染率和发病率与饲养管理条件有关。

三、症状与病变

(一)临床症状

病猪排黄色粪便，初为黏性，1~2 天后排水样稀粪，腹泻可持续 4~8 天，导致仔猪脱水、失重，在其他病原体的协同作用下往往造成仔猪死亡，死亡率可达 10%~50%。存活的仔猪生长发育受阻。寒冷和缺奶等因素能加重病情。

(二)病理变化

病变主要见于空肠和回肠，肠黏膜上常有异物覆盖，肠上皮细胞坏死并脱落。在组织切片上可见肠绒毛萎缩和脱落，还见到不同内生发育阶段的虫体(裂殖体、配子体等)。

四、诊断

根据临床症状、流行病学资料和病理剖检结果进行综合判断。对于 15 日龄以内的仔猪腹泻，即应考虑到仔猪球虫病的可能性。最后确诊需作粪便检查，在粪便中应查出大量的球虫卵囊。作小肠黏膜的直接涂片，可见大量的裂殖体、配子体和卵囊，这也是一种快速而有效的诊断方法。

五、治疗与预防

可用磺胺药或氨丙啉进行试治。在有本病流行的猪场，可在产前和产后15天内的母猪的饲料中，拌加抗球虫药物（如癸喹酸酯或氨丙啉）以预防仔猪感染。对猪舍应经常清扫，将猪粪和垫草运往贮粪地点进行消毒处理；地面可用热水冲洗，可用含氨和酚的消毒液喷洒，并保留数小时或过夜，而后用清水冲去消毒液，这样也可明显降低仔猪的球虫感染率。

项目三　动物血液原虫病的防治

在临床上将主要寄生在血液中（如红细胞上或血浆内）的原虫病统称为血液原虫病。这类疾病常会引起动物贫血、黄疸、消瘦，并且会导致机体产生高热，这种高热是不能通过抗生素和降温药治疗降温的，所以临床上要将血液原虫病诊断清楚，防止产生误区。

任务一　住白细胞虫病的防治

住白细胞虫病由血孢子虫亚目、住白细胞虫科、住白细胞虫属的原虫寄生于鸡的白细胞（主要是单核细胞）和红细胞内引起的一种血孢子虫病。目前已知的鸡的住白细胞虫有卡氏住白细胞虫和沙氏住白细胞虫两种。沙氏住白细胞虫的传播者为蚋，卡氏住白细胞虫为蠓。卡氏住白细胞虫的分布地区为东南亚、北美和中国等地；沙氏住白细胞虫的分布地区有东南亚、中国。鸡住白细胞虫病在我国的福建、广东相当普遍，常呈地方性流行。此病对成年鸡的危害性较小，发病率低，症状轻微，但能引起贫血和产蛋力降低；对雏鸡和童鸡危害严重，症状明显，发病率高，能引起大批死亡。

一、病原形态

卡氏住白细胞虫的成熟配子体近于圆形，大小为 15.5 μm×15.0 μm。沙氏住白细胞虫的成熟配子体为长形，大小为 24 μm×4 μm。如图 5-3-1 所示为鸡沙氏住白虫。

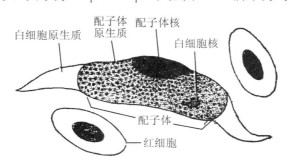

图 5-3-1　鸡沙氏住白虫（引自孔繁瑶，1990）

二、发育与传播

住白虫生活史包括无性和有性两个阶段。下述以沙氏住白细胞虫为例进行介绍。

1. 无性生殖阶段

无性生殖阶段在中间宿主鸡体内进行。当带有子孢子的蚋吸血时，子孢子随蚋进入鸡体内，随即经血液循环到达肝脏，侵入肝实质细胞内寄生。子孢子在肝细胞内发育为裂殖体，称肝裂殖体。成熟的肝裂殖体内含有许多裂殖子，裂殖体破裂后，一部分裂殖子重新侵入肝细胞；一部分裂殖子随血液循环到各内脏器官，被吞噬细胞吞食。此等裂殖子可以发育为大裂殖体；成熟的大裂殖体内含有许多裂殖子，破裂释出后，侵入白细胞（主要是单核细胞）内发育为配子体。被配子体寄生的白细胞膨大变为梭形，随血液循环进入宿主的外周血液中。

2. 有性生殖阶段

有性生殖阶段是在蚋体内进行的。当蚋吸食病鸡血液时，配子体随血液进入蚋的消化管，雌、雄配子体在蚋的消化液的作用下溢出，雄性配子体形成有鞭毛的雄性配子，与雌性配子结合为合子；合子变为动合子，动合子移行到蚋的消化道壁上形成卵囊，发育成熟的卵囊中含许多子孢子；子孢子破囊而出，移行到蚋的唾液腺中。当蚋吸食健康鸡的血液时，子孢子即随着蚋的唾液进入鸡体内，并开始其无性阶段。如此循环不已。

三、症状与病变

本病自然潜伏期为 6～10 天。雏鸡和童鸡的症状明显。病初发高烧，食欲不振，精神沉郁，流口涎，下痢，粪呈绿色。贫血，鸡冠和肉垂苍白。生长发育迟缓，四肢轻瘫，活动困难。病程一般约为数日，严重者死亡。死后剖检时，见全身消瘦；血液稀薄，高度贫血；肝脾肿大，有出血点；肠黏膜有时有溃疡。

四、诊断

可根据流行病学、临床症状和病原检查进行诊断。病原诊断可用血片检查法，以消毒的注射针头从鸡的翅下小静脉或鸡冠采血一滴，涂成薄片，用瑞氏或姬氏液染色，在高倍镜下观察。如图 5-3-2 所示为卡氏住白细胞虫。如图 5-3-3 所示为沙氏住白细胞虫。

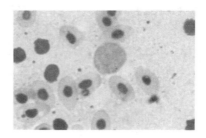

图 5-3-2　卡氏住白细胞虫

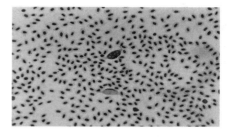

图 5-3-3　沙氏住白细胞虫

五、治疗与预防

扑灭传播者。在流行季节，对鸡舍内外，每隔 6～7 天喷洒杀虫剂以减少蚋的侵袭。在流行季节，在饲料中加乙胺嘧啶（0.00025%）或磺胺喹噁啉（0.005%）有预防作用。这些药物能抑制早期发育阶段的虫体，对晚期形成的裂殖体或配子体无作用。

任务二　牛巴贝斯虫病的防治

牛巴贝斯虫病是由巴贝斯科、巴贝斯属的双芽巴贝斯虫和牛巴贝斯虫寄生于黄牛、水牛的红细胞内所引起的一种急性、热性、季节性血液原虫病。

本病最早发现于美国得克萨斯州，是一种蜱媒疾病，临床上常出现血红蛋白尿，因此又称为得克萨斯热或蜱热病、红尿热。本病常造成牛的发病与死亡，是严重危害养牛业的主要疾病之一。

一、病原形态

(一)牛双芽巴贝斯虫

双芽巴贝斯虫寄生于牛的红细胞中(图 5-3-4),是一种大型的虫体,大小为 $4.5~\mu m \times 2.1~\mu m$,虫体长度大于红细胞半径;其形态有梨籽形、圆形、椭圆形或不规则形等,虫体的形态随病情的发展而有变化,虫体开始出现时以单个虫体为主,随后双梨籽形虫体所占比例逐渐增多。典型的虫体形态是一个红细胞里有两个梨籽形虫体,尖端以锐角相连,每个虫体内有一团染色质块。虫体多位于红细胞中央,一个红细胞内虫体的数目为 1～2 个,很少有 3 个以上,红细胞的染虫率一般 2%～15%。

图 5-3-4　红细胞内的双芽巴贝斯虫

(二)牛巴贝斯虫

牛巴贝斯虫(图 5-3-5)为小型虫体,呈环形、椭圆形、单梨籽形或双梨籽形、边虫形及阿米巴形等。虫体长度小于红细胞的半径,大小为 $2.0~\mu m \times 1.5~\mu m$。典型形状为成双的梨籽形虫体以尖端相连成钝角,虫体位于红细胞边缘或偏中部。每个虫体内含有一团染色质块,呈红色,位于虫体一端或边缘部。牛巴贝斯虫在外周血中的红细胞染虫率很低,一般不超过 1%,每个红细胞内有 1～3 个虫体。

图 5-3-5　红细胞中的牛巴贝斯虫

二、发育与传播

(一)生活史

本病的传播媒介为硬蜱,在我国牛双芽巴贝斯虫的传播媒介为微小牛蜱与镰形扇头蜱,牛巴贝斯虫的传播媒介为微小牛蜱、扇头蜱等。

含有巴贝斯虫子孢子的蜱叮咬牛时,子孢子随蜱的唾液进入牛体内,在牛的红细胞内以成对出芽的方式进行繁殖,当红细胞破裂后,虫体逸出,侵入新的红细胞,反复分裂,最后形成配子体。当蜱在牛体吸血时,双芽巴贝斯虫连同牛的红细胞进入蜱体,在蜱的肠内进行配子生殖,以后再进入蜱和下一代幼蜱的肠壁、血淋巴、马氏管等处反复进行孢子生殖,最后进入子代若蜱的唾液腺产生许多子孢子。因此,牛是巴贝斯虫的中间宿主,蜱是巴贝斯虫的终末宿主。

(二)流行特点

牛巴贝斯虫病引起黄牛、水牛感染。该病主要分布于澳大利亚、墨西哥等中美洲国家以及欧洲、亚洲、非洲等地。本病在我国河南、河北、陕西、安徽、江西、西藏、云南、贵州、湖南、湖北、江苏、浙江、福建等地均有发生。牛巴贝斯虫各虫株之间致病性互有差异，澳大利亚株和墨西哥株致病性强，其危害性超过双芽巴贝斯虫。

由于牛蜱在野外发育繁殖，因此本病多发生于放牧时期，舍饲牛发病较少。发病季节与蜱的活动季节基本一致。镰形扇头蜱的成虫每年出现于4月上旬，4月下旬至5月中旬达高峰，6月减少，7月即从牛体上消失。因此，本病在水牛于4月初开始发病，5月为高峰，6月下降，7月停止。如传播媒介为微小牛蜱的地区，则发病（多为黄牛）随蜱的季节动态而在每年的5、7、9月出现3个高峰。

水牛多发生于2～12岁的青壮年牛，黄牛则多发于1～7月龄的犊牛，但有些地方不受年龄限制。无论水牛或黄牛，凡外地引入者，其发病率均高于本地牛，疫区牛有带虫免疫现象，发病率低。

三、症状与病变

（一）临床症状

该病的潜伏期为8～15天。病牛首先表现为高热稽留，体温升高达40～42℃，精神沉郁，食欲减退或消失，反刍减少或停止，呼吸困难，便秘或腹泻，有的还排出黄褐色带黏液的恶臭粪便。病牛迅速消瘦、可视黏膜苍白并逐渐发展为黄染。后期出现血红蛋白尿，尿的颜色由淡红至暗红色。重症病例如不治疗，可在4～8天内死亡，死亡率可达50%～80%。慢性病例，体温持续数周波动于40℃左右，减食、消瘦、出现渐进性贫血，需经数周或数月才能康复。幼年牛发病后，仅数日中度发热，心跳略快，食欲减退，稍见虚弱，黏膜苍白或黄染，一般在退热后迅速康复。乳牛泌乳减少或停止，怀孕母牛常发生流产。

（二）病理变化

尸体消瘦，尸僵明显。可视黏膜苍白或黄染，血液稀薄如水。皮下组织、肋间、结缔组织和脂肪呈黄色胶冻样水肿。脾、肝、肾肿大，胆囊扩张，胆汁浓稠，脾髓软化呈暗红色，白髓肿大呈颗粒状突出于切面。胃、肠黏膜充血。有出血点。膀胱肿大，黏膜出血，内有红色尿液。

牛巴贝斯虫感染除了以上病变以外，脾脏病变比较严重，有时出现脾脏破裂，脾髓色暗，脾细胞突出。胃及小肠有卡他性炎症；肝脏黄染、肿大；各内脏器官有不甚明显的溢血点。

四、诊断

根据流行病学资料、临床症状做初步判断，这主要包括特征性症状（如高热、贫血、黄疸和血红蛋白尿）、发病季节与地点、动物的年龄、来源与饲养方式等。但确诊必须进行实验室检查。

（1）血涂片检查：在牛体温升高的头一两天，采集外周血液（一般为牛耳静脉）制成薄的血涂片，甲醇固定后染色镜检，若发现红细胞内特征性虫体即可确诊。为了提高检出率，也可采用集虫的方法。用可疑血液经抗凝处理后，低速离心，取下层红细胞涂片检查。

（2）血清学检查：用于诊断的血清学方法很多，其中间接荧光抗体试验（IFAT）、酶联免疫吸附试验（ELISA）、间接血凝试验（IHA）和乳胶凝集试验等方法显示出较强的特异性和敏感性而得到较广泛的应用。这些方法也常作为带虫牛的检疫和疫区的流行病学调查。

（3）基因诊断：随着分子生物学技术的发展，近年来核酸探针技术和PCR技术均成功地用于牛的双芽巴贝斯虫病诊断。

五、治疗与预防

(一)治疗药物

应尽量做到早诊断，早治疗。除应用特效药物杀灭虫体外，还应根据病情进行强心、补液、健胃等对症和支持疗法。常用的杀虫药物有以下几种：

(1)三氮脒：又名贝尼尔，血虫净。本品为粉剂，临用时配成5%的溶液做深部肌内注射。黄牛剂量为3～7 mg/kg体重，水牛为1 mg/kg体重，乳牛剂量按2～5 mg/kg体重。黄牛偶尔出现起卧不安、肌肉震颤等副作用，但很快消失。水牛对本药较敏感，一般用药一次较安全，连续使用常出现毒性反应，甚至死亡。

(2)黄色素：又名锥黄素，吖啶黄。牛的剂量为3～4 mg/kg体重，配成0.5%～1.0%溶液静脉注射，症状未减轻时，24 h后再注射一次，病牛在注射后的数日内，避免烈日照射。

(3)硫酸喹啉脲：本品又名阿昔普林、抗焦素。按0.6～1 mg/kg体重的剂量，配成5%溶液做皮下注射。有时注射后数分钟出现起卧不安、肌肉震颤、流涎、出汗、呼吸困难等副作用，一般于1～4 h后自行消失，严重者可皮下注射阿托品来解毒。妊娠使用后可能出现流产。

(二)防制措施

(1)灭蜱：在流行区，可根据蜱的活动规律，利用杀蜱药物杀灭牛体和牛舍内的蜱。铲除牛舍附近的杂草，喷洒灭蜱药物。尽量避免在蜱滋生地的草地上进行放牧，必要时改放牧为舍饲。另外，澳大利亚研制出蜱的疫苗，通过降低蜱的繁殖力来控制蜱的数量也取得了一定的成功。

(2)药物预防：由于咪唑苯脲在体内代谢缓慢，导致长期在体内残留，因此可常将该药用于药物预防。该药的保护期一般为21～60天。

(3)免疫预防：澳大利亚牛的牛双芽巴贝斯虫的弱毒疫苗已在临床上应用了半个世纪，分泌性抗原疫苗也已在多个国家应用，基因工程疫苗也已研究成功。

任务三　犬巴贝斯虫病的防治

犬巴贝斯虫病是由巴贝斯科、巴贝斯属的虫体寄生于犬的红细胞内引起一种热性、蜱传性血液原虫病，临床上以高热、贫血、黄疸和血红蛋白尿为特征。本病在我国江苏、河南、湖北和安徽的部分地区流行，对良种犬，尤其是军犬、警犬和猎犬危害严重。

一、病原形态

寄生于犬的巴贝斯虫有3种，即吉氏巴贝斯虫、犬巴贝斯虫和双芽巴贝斯虫。前两种已在我国犬体内发现，但以吉氏巴贝斯虫为流行于我国的主要虫种。

(一)吉氏巴贝斯虫

吉氏巴贝斯虫(图5-3-6)虫体很小，多位于红细胞边缘偏中央，以圆点形、环形及小杆形最为多见，偶尔可见十字形的四分裂虫体和成对的小梨籽形虫体。在感染初期，虫体均呈圆点状，细胞核几乎充满整个细胞，以后胞浆开始增多，核逐渐移向边缘。部分虫体转化为指环形。即染色质位于虫体的边缘，着色较深，而虫体的大部分着色较浅。部分虫体转化为小杆形，即两端着色较深，中间着色较浅，呈巴氏杆菌样。圆点形和指环形虫体的直径为0.5～1.5 μm和1.5～2.5 μm；小杆形虫体的宽长分别平均为1.5 μm和2.08 μm。

在一个红细胞内可寄生有 1～13 个虫体，以寄生 1～2 个虫体者多见。

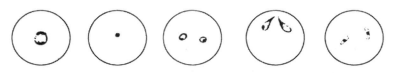

图 5-3-6　红细胞中的吉氏巴贝斯虫

(二)犬巴贝斯虫

犬巴贝斯虫(图 5-3-7)为大型虫体，虫体长度大于红细胞半径，大小为 5.0 μm×(2.5～3.0)μm。其形态有梨籽形、圆形、椭圆形及不规则形等。典型的形状是呈双梨籽形，尖端以锐角相连，每个虫体内有一团染色质块。虫体的形态随病情的发展而有变化，虫体开始出现时以单个虫体为主，随后双梨籽形虫体所占比例逐渐增多。本虫曾发现于安徽犬体内。

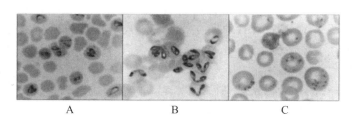

图 5-3-7　3 种红细胞中的巴贝斯虫

A. 双芽巴贝斯　B. 犬巴贝斯　C. 吉氏巴贝斯

二、发育与传播

生活史与牛双芽巴贝斯虫相似，其传播媒介为多种蜱，但两种犬的巴贝斯虫的传播媒介有一定差异。吉氏巴贝斯虫的传播媒介为长角血蜱、镰形扇头蜱和血红扇头蜱；犬巴贝斯虫的传播媒介为血红扇头蜱、网纹革蜱、李氏血蜱、安氏革蜱和边缘璃眼蜱。以经卵传播和期间传播两种方式进行传播。犬巴贝斯虫在自然条件下，主要以成蜱传播，但是幼蜱、若蜱也可传播。另外，两种犬的巴贝斯虫均可经过胎盘传播。

三、症状与病变

犬巴贝斯虫病分急性型和慢性型。

急性型的潜伏期为 2～10 天，病初表现为体温升高，在 2～3 天内达到 40～43℃，随后食欲降低至废绝，呼吸和脉搏加快，可视黏膜由淡红，苍白，逐渐黄染。部分病犬会出现血红蛋白尿，有的病犬脾脏肿大。

犬的吉氏巴贝斯虫病常呈慢性经过，潜伏期为 14～28 天。慢性型只在病初体温升高，少数病例会出现间歇热，病初体温升高至 40～41℃，持续 3～5 天后转为正常，5～7 天后再次升高。患犬精神沉郁，喜卧厌动，走路时四肢无力，身躯摇晃，极度消瘦。病犬渐进性贫血，但常无黄疸，尽管食欲正常，但精神差。尿中含有蛋白，红细胞数可减少至正常值的 1/5～1/4。白细胞数增加。如病犬耐过，贫血可在 3～6 周后逐渐消失。耐过病犬常为带虫免疫，长者可达 2 年。

四、诊断

根据流行病学资料、临床症状，在血涂片中查到典型虫体可确诊。已经建立了多种血清学诊断方法用于该病的诊断，但我国还没有临床推广应用。体外培养技术和 PCR 技术都具有较高的检出率，可以在有条件的实验室进行。

五、治疗与预防

（一）治疗药物

在使用特效药物的同时，还应采取强心、补液、应用广谱抗菌药，防继发或并发感染等措施进行对症治疗。针对虫体的特效药物如下：

（1）咪唑苯脲：按 5 mg/kg 体重，配成 10%溶液皮下或肌内注射，间隔 24 h 再用一次。或按 5~7 mg/kg 体重的剂量，配成 10%溶液肌内注射，间隔 14 天再用一次。

（2）硫酸喹啉脲：按 0.25~0.5 mg/kg 体重，皮下或肌内注射，有时需隔天重复一次。该药有时出现较为明显的副反应，如兴奋、流涎、呕吐等。剂量降低至 0.3 mg/kg 体重可减轻不良反应。故可低剂量多次给药。

（3）氧二苯脒：按 15 mg/kg 体重的剂量，配成 5%溶液皮下注射，连用 2 天。

（二）防制措施

预防本病的关键在于防止蜱的叮咬，应注意观察犬的体表，用人工摘除或化学药物法灭蜱，也可给犬带上驱蜱项圈，预防期可达 3 个月。在免疫预防方面，法国利用犬巴贝斯虫体外培养的可溶性抗原生产的疫苗已经商品化，临床应用的保护率超过 80%。我国还没有相关的疫苗。

任务四　环形泰勒虫病的防治

环形泰勒虫病是由泰勒科、泰勒属的环形泰勒虫寄生于牛的红细胞、巨噬细胞、淋巴细胞内引起的血液原虫病。本病是由蜱传播的一种季节性、地方流行性疾病，多呈急性经过，发病率和死亡率均很高，可造成巨大的经济损失。

一、病原形态

寄生于红细胞内的环形泰勒虫为血液型虫体（图 5-3-8），虫体很小，形态多样。其有圆环形、杆形、卵圆形、梨籽形、逗点形、圆点形、十字形、三叶形等各种形状。其中以圆环形和卵圆形为主，占总数的 70%~80%，红细胞的染虫率一般为 10%~12%，严重者可达 80%以上。当染虫率高时，红细胞中一般寄生 1~3 个虫体，最多者为 11 个。

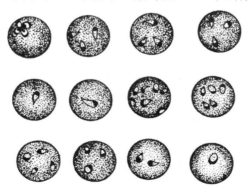

图 5-3-8　红细胞内的环形泰勒虫

在淋巴结和脾脏的淋巴细胞中，可见裂殖体，有时称作石榴体或柯赫氏蓝体。用姬姆萨染色可看到两种类型的裂殖体，一种为大裂殖体（无性生殖体），直径大约 $8.0\ \mu m$。呈蓝色，内含 8 个核，并产生直径为 $2\sim2.5\ \mu m$ 的大裂殖子；一种为小裂殖体（有性生殖体），比前者小，含 36 个小核，并产生直径为 $0.7\sim1.0\ \mu m$ 的小裂殖子，小裂殖体裂解后，裂殖子侵入红细胞，发育为配子体。

二、发育与传播

(一)生活史

带虫蜱吸血时，子孢子随蜱唾液进入牛体后，首先进入局部淋巴结的巨噬细胞和淋巴细胞，在其中裂殖生殖，形成无性的大裂殖体。成熟的裂殖体释放出裂殖子，重复上述的增殖过程。在这一过程中，虫体随淋巴和血液循环向全身扩散，并侵袭到其他的内脏器官。裂殖生殖进行到一定代数后，部分形成小裂殖体，成熟的小裂殖体释放出小裂殖子。侵入红细胞内变为环形的配子体。当幼蜱和若蜱吸血时，把带有配子体的红细胞吸入胃内后，配子体逸出发育成大、小配子体，两者受精结合成为合子。进一步发育成为棍棒状能动的动合子。当蜱完成蜕皮时，动合子进入蜱的唾液腺并开始孢子生殖，产生许多感染性子孢子被蜱种到牛体内，重新开始在牛体内的发育和繁殖（图5-3-9）。

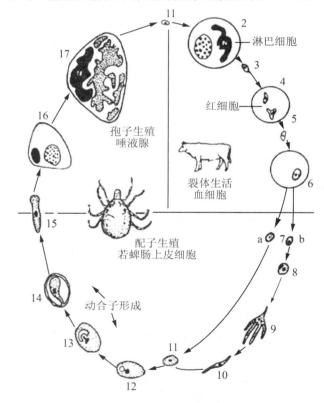

图 5-3-9　环形泰勒虫生活史

1. 子孢子　2. 在淋巴细胞内的裂体生殖　3. 裂殖子　4、5. 红细胞内裂殖子的出芽增殖分裂
6. 红细胞内裂殖子发育为球形的配子体　7. 在蜱肠内的大配子(a)和早期小配子(b)　8. 发育着的小配子　9. 成熟的小配子体　10. 小配子　11. 受精　12. 合子　13. 动合子形成开始　14. 动合子形成接近完成　15. 动合子　16、17. 在蜱唾腺细胞内形成的大的母细胞，内含无数的子孢子

(二)流行特点

环形泰勒虫可寄生于黄牛、水牛、瘤牛、牦牛和犏牛，呈世界性分布。我国内蒙古、浙江、江西、福建、广东、重庆、云南、新疆、甘肃、宁夏、陕西、山西、河南、河北、北京、湖南、湖北等地区均有该病的报道，但主要流行于北方地区。

传播媒介与传播方式：环形泰勒虫的传播媒介为璃眼蜱属的蜱种，为二宿主蜱，主要寄生于牛，以期间传播方式传播本病，幼蜱或若蜱在病牛或带虫牛体上吸入病原体，成蜱将病原传给易感牛而引起发病。这类蜱主要在牛圈内生活，因此，感染主要在舍饲条件下发生。我国主要为两种，一种是残缘璃眼蜱，为我国该病的主要传播者，分布于内蒙古、甘肃、宁夏、陕西、山西、河南、河北和新疆的大部分地区；另一种是小亚璃眼蜱，是新疆南部流行区的媒介蜱。

发病季节：环形泰勒虫的发病季节与残缘璃眼蜱侵袭牛体的消长规律是完全一致的，在内蒙古和西北地区，本病主要流行在5—8月。

发病特点：本地牛发病率和死亡率较低，外地引入疫区牛的易感性高，发病率为61%，死亡率为16%～60%。牦牛的发病率和死亡率可达90%以上。纯种牛和改良杂种牛对本病易感，即使红细胞的染虫率很低(2%～3%)亦可出现明显的临床症状。

三、症状与病变

(一)临床症状

该病潜伏期为14～20天，在临床上可表现出多种病型，但常呈急性经过。病初牛的体温升高，呈稽留热(40～42℃)，随之出现精神沉郁、食欲不振、反应迟钝等一般病症，而体表淋巴结肿大是本病的特征性病症，病牛的肩前、腹股沟浅淋巴结肿大，初为硬肿，有压痛感，后逐渐变软，不易推动。病牛出现迅速消瘦，血液稀薄，濒死前体温降至正常之下，卧地不起，在发病后3～20天因衰弱而死亡。

(二)病理变化

急性型病例，死后剖检常见淋巴组织超常增生和广泛出血。大多数典型的急性型病例，剖检常见皮下组织有较多的出血点、出血斑和瘀血点。淋巴结肿大，但慢性病例可能萎缩。肝、脾、肾肿大，肝、肾出现淋巴样组织浸润。常见有出血性心肌变性。胃肠道有出血和溃疡，尤其见于小肠和皱胃，内脏器官的浆膜面也可见到瘀血点和瘀斑状出血。皱胃黏膜肿胀、充血，有针头至黄豆大、暗红色或黄白色结节，结节处上皮细胞坏死后形成糜烂和溃疡，溃疡由针头大、粟粒大乃至高粱粒大，其中央凹陷呈暗红色或褐红色，边缘稍隆起，周围黏膜有出血点，该病变具有诊断意义。

四、诊断

根据临床症状和流行病学情况可作初步判断，体表淋巴结的肿大可作为诊断依据之一。采血涂片查出血液型虫体或淋巴结穿刺查到石榴体(大裂殖体和小裂殖体)可以确诊。死后剖检变化也有诊断意义。

五、治疗与预防

(一)治疗药物

(1)磷酸伯氨喹啉(PMQ)：按0.75～1.5 mg/kg体重的剂量，每日口服1次，连用3天。该药对环形泰勒虫配子体有迅速的杀灭作用，治疗2～3天后，染虫率可显著下降。

(2)三氮脒(贝尼尔)：按7～10 mg/kg体重的剂量，配成7%溶液进行分点深部肌内注射，每天 1 次，连用 3 次，如红细胞染虫率未下降，还可继续注射 2 次。

（3）布帕伐醌：为羟萘醌的第 2 代化合物，可治疗和预防多种梨形虫病。

为了促使临床症状的缓解，还应根据症状给予强心、补液、补血、健胃缓泻、舒肝利胆等中西药物以及抗生素药物。对红细胞数、血红蛋白量显著下降的牛可进行输血，每天的输血量，犊牛不少于 500～2 000 mL，成牛不少于 1 500～2 000 mL，每天或隔 2 天输 1 次，连输 3～5 次。所输的血液必须与病牛血无交叉凝集反应。

（二）防制措施

预防本病的关键是杀灭牛舍和牛体上的蜱。残缘璃眼蜱是一种圈舍蜱，在每年 9—10 月及 4 月用灭蜱药物向圈舍、运动场及墙缝内喷洒灭蜱，在蜱活动季节采用人工捕捉或药物喷洒法杀死牛体上的蜱。在引入牛时，应加强检疫，防止引入病原或传播媒介（蜱）。在流行区，可应用国产环形泰勒虫裂殖体胶冻细胞疫苗对牛进行预防接种。接种后 20 天即可产生免疫力，免疫持续时间可达 1 年以上。

项目四　动物其他原虫病防治

任务一　弓形虫病的防治

弓形虫病是由刚第弓形虫引起的。我国于 20 世纪 50 年代由于恩庶首先在福建的猫、兔等动物体内发现了本病的病原体，但直至 1977 年后才陆续在上海、北京等地发现过去所谓的"猪无名高热"是由本病引起的，并引起普遍的重视。目前各省市均有本病的存在。

弓形虫病是一种人畜共患病，宿主种类十分广泛，人和动物的感染率都很高。据国外报道，人群的平均感染率 25%～50%。猪暴发弓形虫病时，可使整个猪场发病，死亡率高达 60% 以上，其他家畜如牛、羊、马、犬、猪和实验动物等也都能感染弓形虫病。

一、病原形态

弓形虫属真球虫目，弓形虫科，弓形虫属。目前，大多数学者认为发现于世界各地人和各种动物的弓形虫只有一个种，但有不同的虫株。弓形虫在其全部生活史中可出现数种不同的形态。

（一）滋养体

滋养体又称速殖子（图 5-4-1），呈弓形、月牙形或香蕉形，一端偏尖，一端偏钝圆，平均大小为 $(4～7)\,\mu m \times (2～4)\,\mu m$。经姬姆萨氏液染色或瑞氏液染色后，胞浆呈淡蓝色，有颗粒。核呈深蓝色，位于钝圆的一端。速殖子主要出现于急性病例的腹水中，常可见到游离的（细胞外的）单个虫体；在有核细胞（单核细胞、内皮细胞、淋巴细胞等）内可见到正在进行内双芽增殖的虫体；有时在宿主细胞的胞浆里，许多滋养体簇集在一个囊内形成"假囊"。

（二）包囊

包囊又称组织囊，见于慢性病例的脑、骨骼肌、心肌和视网膜等处。包囊呈卵圆形，有较厚的囊壁，囊中的虫体称为慢殖子。慢殖子数目很多，可由数十个至数千个；包囊的直径为 50～60 μm，可在患者的体内长期存在，并随虫体的增殖而逐渐增大，可大至 100 μm。包囊在某些情况下可破裂，虫体从包囊中逸出后进入新的细胞内繁殖，再度形成新的包囊。在机体内脑组织的包囊可占包囊总数的 57.8%～86.4%。

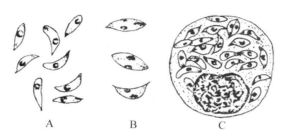

图 5-4-1　弓形虫速殖子

A. 游离于体液　B. 在分裂中　C. 寄生于细胞内

（三）卵囊

卵囊见于猫科动物（家猫、野猫及某些野生猫科动物）肠道及粪便中。卵囊呈椭圆形，大小为 (11～14)μm×(7～11)μm。孢子化后每个卵囊内有 2 个孢子囊，大小为 3～7 μm，每个孢子囊内有 4 个子孢子。子孢子一端尖，一端钝，其胞浆内含暗蓝色的核，靠近钝端。

（四）裂殖体

成熟的裂殖体呈圆形，直径为 12～15 μm，内有 15～20 个裂殖子。

（五）裂殖子

游离的裂殖子大小为 (7～10)μm×(2.5～3.5)μm，前端尖，后端钝圆，核呈卵圆形，常位于后端。裂殖子进入另一细胞内重新进行裂殖生殖，经过数代增殖后的裂殖子变为配子体，配子体有大小两种，大配子体的核致密，较小，含有着色明显的颗粒；小配子体色淡，核疏松，后期分裂形成许多小配子，每个小配子有一对鞭毛。大小配子结合形成合子，由合子形成卵囊。图 5-4-2 所示为弓形虫各个时期虫体。

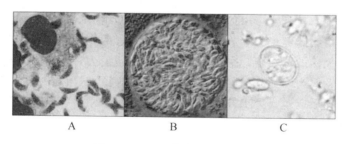

图 5-4-2　弓形虫各个时期虫体

A. 速殖子　B. 包囊　C. 孢子化卵囊

二、发育与传播

（一）生活史

弓形虫的全部发育过程需要两个宿主（图 5-4-3），在终末宿主（猫科中的猫属和山猫属）肠内进行球虫型发育，在中间宿主（哺乳类、鸟类等）体内进行肠外期发育。

猫吞食了弓形虫的包囊或卵囊，子孢子或速殖子和慢殖子侵入小肠的上皮细胞，进行球虫型的发育和繁殖。开始是通过裂殖生殖产生大量的裂殖子，经过数代裂殖生殖后，部分裂殖子转化为配子体，大、小配子体又发育成为大配子和小配子，大配子和小配子结合形成合子，最后产生卵囊。卵囊随猫的粪便排到外界，在适宜的环境条件下，经2～4天，发育为感染性卵囊。被猫摄入的滋养体，也有一部分进入淋巴、血液循环，随之被带到全身各脏器和组织，侵入有核细胞，以内出芽或二分法进行繁殖。经过一段时间的繁殖之后，由于宿主产生免疫力，或者其他因素，使其繁殖变慢，一部分滋养体被消灭，一部分滋养体在宿主的脑和骨骼肌形成包囊。包囊有较强的抵抗力，在宿主体内可存活数年之久。

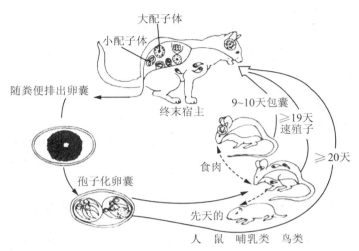

图 5-4-3　弓形虫生活史

(二)流行特点

在外界成熟的孢子化卵囊污染食物和水源而被中间宿主(包括人和多种动物)食入或通过口、鼻、咽、呼吸道黏膜、眼结膜和皮肤侵入中间宿主体内的滋养体，均将通过淋巴血液循环侵入有核细胞，在胞浆中以内出芽的方式进行繁殖。如果感染的虫株毒力很强，而且宿主又未能产生足够的免疫力，或者还由于其他因素的作用，即可引起弓形虫病的急性发作；反之，如果虫株的毒力弱，宿主又能很快产生免疫力，则弓形虫的繁殖受阻，疾病发作得较缓慢，或者成为无症状的隐性感染，这样，存留的虫体就会在宿主的一些脏器组织(尤其是脑组织)中形成包囊型虫体。

三、症状与病变

(一)临床症状

弓形虫病的急性症状为突然厌食，体温升高，呼吸急促，眼内出现浆液性或脓性分泌物，流清鼻涕。病畜精神沉郁，嗜睡，发病后数日出现神经症状，后肢麻痹，病程2～8天，常发生死亡。慢性病例的病程则较长，病畜表现为厌食，逐渐消瘦，贫血。随着病程的发展，病畜可出现后肢麻痹，并导致死亡，但多数病畜可耐过。

(二)病理变化

急性病例出现全身性病变，淋巴结、肝、肺和心脏等器官肿大，并有许多出血点和坏死灶。肠道重度充血，肠黏膜上常可见到扁豆大小的坏死灶。肠腔和腹腔内有多量渗出液，病理组织学变化为网状内皮细胞和血管结缔组织细胞坏死，有时有肿胀细胞的浸润，弓形虫的滋养体位于细胞内或细胞外。急性病变主要见于幼畜。慢性病例可见有各内脏器官的水肿，并有散在的坏死灶。病理组织学变化为明显的网状内皮细胞的增生，淋巴结、肾、肝和中枢神经系统等处更为显著，但不易见到虫体。慢性病变常见于老龄家畜。隐性感染的病理变化主要是在中枢神经系统内见有包囊，有时可见有神经胶质增生性和肉芽肿性脑炎。

四、诊断

弓形虫病的临床表现、病理变化和流行病学虽有一定的特点，但仍不足以作为确诊的依据，而必须在实验室诊断中查出病原体或特异性抗体，方可做出结论。

急性弓形虫病可将病畜的肺、肝、淋巴结等组织做成涂片，用姬姆萨氏或瑞氏液染色，检查有无滋养体。也可将肺、肝、淋巴结等组织研碎，加入 10 倍生理盐水，在室温下放置 1 h，取其上清液 0.5～1 mL 接种于小鼠腹腔，而后观察小鼠有无症状出现，并检查腹腔液中是否存虫体。血清学诊断可采用染料试验、间接血球凝集试验、补体结合反应、中和抗体试验、荧光抗体法及酶联免疫吸附试验等。

五、治疗与预防

(一)治疗药物

对于本病的治疗主要是采用磺胺类药物。据报道，磺胺嘧啶、磺胺六甲氧嘧啶、磺胺甲氧吡嗪、甲氧苄胺嘧啶和敌菌净对弓形虫病有效。应注意在发病初期及时用药，如用药较晚，虽可使临床症状消失，但不能抑制虫体进入组织形成包囊，结果使病畜成为带虫者。

(二)防制措施

已知弓形虫病是由于摄入猫粪便中的卵囊而遭受感染的，因此，在畜舍内应严禁养猫，并防止猫进入厩舍，严防家畜的草料及饮水接触猫粪。大部分消毒药对卵囊无效，但可用蒸气和加热等方法杀灭卵囊。应将血清学检查为阴性的家畜作为种畜。英国人用染料试验进行测定，其结果表明与动物接触的人群的弓形虫血清阳性率很高，因而推断动物在弓形虫病的流行上起着重要的作用，动物可能是人弓形虫病的贮藏宿主。人们对此应有足够的重视。

任务二　动物肉孢子虫病防治

肉孢子虫病是由肉孢子虫感染人和动物引起的疾病，是一种世界性分布的人兽共患原虫病。

一、病原形态

肉孢子虫种类多，其形态结构基本相同(图 5-4-4)。病原阶段主要寄生于中间宿主肌肉中的包囊、终末宿主肠道和粪便中的卵囊与孢子囊。包囊呈椭圆形、长椭圆形、长方形、圆柱形、梭形等，长度从几毫米至 1 cm，内含许多香蕉形的缓殖子，新鲜包囊呈白色或灰白色。卵囊呈椭圆形，成熟的卵囊内含 2 个椭圆形薄壁透明的孢子囊，每个孢子囊内含有 4 个新月形的子孢子和孢子囊残体。寄生于人和家畜的主要肉孢子虫，其宿主及形成的包囊、卵囊等大小不尽相同。

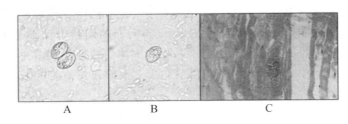

图 5-4-4　肉孢子虫各个时期虫体形态

A. 孢子化卵囊　　B. 孢子囊　　C. 肌肉种的包囊

二、发育与传播

(一)生活史

肉孢子虫具有严格的宿主特异性,发育需在两个宿主体内完成(图 5-4-5)。中间宿主是草食动物和杂食动物、禽类、啮齿类和爬行类等,在其体内进行裂殖生殖;终末宿主是肉食动物犬、狼、狐及猫和人等,在其肠道进行球虫样的配子生殖和孢子生殖。

终末宿主吞食了中间宿主肌肉中的成熟包囊而感染,包囊在胃肠道内被消化,释放出缓殖子,缓殖子进入小肠绒毛的上皮细胞固有层,直接发育为大配子体和小配子体。小配子体又分裂形成许多小配子,然后大、小配子结合为合子,最后形成卵囊。卵囊在肠壁上完成孢子化。孢子化的卵囊内含有 2 个椭圆形的孢子囊,每个孢子囊内有 4 个香蕉形的子孢子。由于卵囊壁很薄,紧贴孢子囊壁,常在肠内就自行破裂,因此,在粪便中见到的常为孢子囊。中间宿主吞食终末宿主粪便中的孢子囊或卵囊而遭受感染。在肠道内,孢子囊的囊壁被破坏,子孢子逸出,子孢子经血液循环到达各脏器,在血管内皮细胞中进行 2~3 代裂殖生殖,产生大量的裂殖子,然后裂殖子进入肌细胞发育为包囊,再经 1 个月或数个月发育成熟。中间宿主吃到包囊或终末宿主吃到孢子囊均不能感染。中间宿主体内的裂殖子可经血液感染受体动物,也可经胎盘自然传染给幼畜。

(二)流行特点

肉孢子虫病流行于世界各地,各种年龄和品种的家畜均可感染,感染率随着年龄的增长而最高,与家畜的饲养管理方式密切相关。猪的肉孢子虫的感染率在 0.2%~95%,规模化养猪场的猪的感染率明显低于散养猪。国内调查显示,绵羊的感染率为 60%~90%,青海牦牛的感染率为 92.66%,延边黄牛的感染率为 55.9%~94%。

终末宿主粪便中的卵囊和孢子囊是造成家畜肉孢子虫病的感染来源,粪便中的孢子囊还可以通过鸟类、蝇和食粪甲虫而散播。孢子囊对外界环境的抵抗力强,米氏肉孢子虫和猪肉孢子虫的孢子囊在 −18℃经 8 周还可存活;在 4℃水中,至少活 14~30 个月。包囊内缓殖子在适宜温度下可存活 1 个月以上,但对高温与冷冻较敏感,60~70℃ 10 min、冰箱内冷冻 1 周或 −20℃存放 3 天均可灭活。

三、症状与病变

肉孢子虫在中间宿主的内皮细胞内进行裂殖生殖时,其致病作用除机械性损伤与吸收营养外,和弓形虫、锥虫等寄生原虫一样,在发育的各阶段可产生致病性很强的毒素。用肉孢子虫的包囊毒素(浸出物)注射小白鼠和家兔,会引起发病死亡。

多数肉孢子虫无明显致病性,但有些种类的肉孢子虫有较强的致病性。如枯氏肉孢子

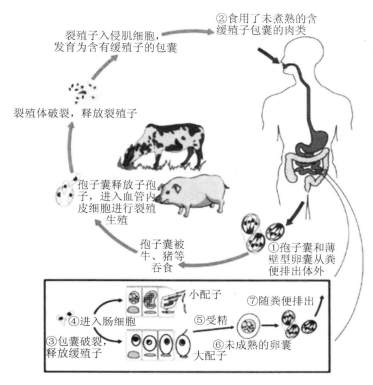

裂殖子入侵肌细胞，发育为含有缓殖子的包囊

②食用了未煮熟的含缓殖子包囊的肉类

裂殖体破裂，释放裂殖子

孢子囊释放子孢子，进入血管内皮细胞进行裂殖生殖

孢子囊被牛、猪等吞食

①孢子囊和薄壁型卵囊从粪便排出体外

小配子

⑦随粪便排出

④进入肠细胞

⑤受精

③包囊破裂，释放缓殖子

大配子

⑥未成熟的卵囊

图 5-4-5　肉孢子虫生活史

虫的孢子囊感染犊牛，会引起厌食、贫血、发热、消瘦、水肿、淋巴结肿大、尾端脱毛坏死等症状。少数牛还表现出角弓反张，四肢伸直，肌肉僵硬；妊娠母牛发生流产、死产和死亡等。绵羊肉孢子虫病可发生呼吸困难，甚至死亡；羔羊在严重感染时，可出现厌食、虚弱以致死亡；孕羊可出现高热、共济失调和流产等症状；猪吃了数量不明的猫粪中的孢子囊后，可引起腹泻、跛行、生长受阻和心肌炎。在慢性肉孢子虫病时，病畜主要表现为采食下降，消瘦，贫血，被毛枯干，生产性能下降。在心肌和骨骼肌发现大量包囊寄生和炎性反应，造成肉品污染和废弃。

四、诊断

(一)生前诊断

生前诊断比较困难，主要借助于免疫学方法。以包囊或缓殖子作抗原，诊断血清抗体 IgG 和 IgM。IgM 应答出现在感染早期，适用于急性病的诊断；IgG 产生较迟，但持续时间长，其检测可用于急性或慢性肉孢子虫病的诊断。常用的血清学方法有间接血凝、酶联免疫吸附试验、间接荧光抗体、琼脂扩散试验等。

(二)死后诊断

本病主要是检查食道、心肌、膈肌和骨骼肌等肌肉组织有无包囊存在，包囊常用的检查方法如下：

(1)肉眼检查法适用于长度大于 1 mm 的包囊检查。

(2)压片镜检法操作方法同旋毛虫的检验，检出率为 80% 以上。

(3)蛋白酶消化法，取 20 g 肉绞碎，加 50 mL 消化液(消化液的配方为：胃蛋白酶 1.3 g,

盐酸 3.5 mL，氯化钠 2.5 g，蒸馏水 500 mL 配成)，在 40℃下作用 1.5～2.5 h，滤过，静置 30 min，吸沉渣约 0.3 mL，置高倍镜下镜检。检出率可达 90% 以上。

五、治疗和预防

(一)治疗药物

对肉孢子虫病的治疗，目前尚无特效药物。通常使用抗球虫药，如用常山酮、盐霉素、莫能霉素预防羊肉孢子虫病；以莫能霉素、氨丙啉预防牛肉孢子虫病，能收到一定的效果。

(二)防制措施

(1)严禁犬、猫等终末宿主接近家畜，避免其粪便污染家畜的饲料、饮水和饲养场地，以切断传染途径。

(2)做好肉品管理和处理，对感染肉孢子虫的动物肌肉、内脏和组织应按照肉品检验的规定处理，禁止用生的未煮熟的肉喂犬、猫或其他动物。

(3)加强肉品卫生检验，防止人类食入患有肉孢子虫的动物肉品。

任务三　家禽组织滴虫病防治

组织滴虫病是由单尾滴虫科的火鸡组织滴虫寄生于禽类盲肠和肝脏引起的一种原虫病。亦称为盲肠肝炎或黑头病。

一、病原形态

火鸡组织滴虫是一种多样性的虫体，随寄生部位和发育阶段的不同，它们的形态变化很大。非阿米巴阶段的火鸡组织滴虫近似球形，直径为 3～16 μm，在组织细胞中单个或成堆存在，有动基体，但无鞭毛。阿米巴阶段虫体是高度多样性的，常伸出 1 个或数个伪足，有 1 根简单的、粗壮的鞭毛，长 6～11 μm；副基体呈 V 形，位于核的前方，细胞核呈球形，椭圆形或卵圆形，平均大小为 2.2 μm×1.7 μm，在肠腔中找到的阿米巴形虫体的直径为 5～30 μm，虫体的细胞外质透明，内质呈颗粒状并含有吞噬细胞、淀粉颗粒等的空泡。

二、发育与传播

(一)生活史

本虫与盲肠虫(异刺线虫)密切相关联。寄生于盲肠内的组织滴虫，可进入鸡盲肠虫体内，在其卵巢中繁殖，并进入虫卵内。当盲肠虫卵排到外界后，组织滴虫因有虫卵卵壳的保护，故能在外界环境生活很长时间从而成为重要的感染源。雏火鸡和雏鸡通过消化道感染。蚯蚓充当本虫的搬运宿主。蚯蚓吞食土壤中的鸡盲肠虫虫卵后，火鸡组织滴虫随同虫卵进入蚯蚓体内，并进行孵化，新孵出的幼虫在组织内生存至侵袭阶段，当鸡吃入这种带虫的蚯蚓时，便可感染组织滴虫病。因此蚯蚓起到一种自养鸡场周围环境中收集和集中鸡盲肠虫虫卵的作用。

(二)流行特点

本病发生于夏季，鸡 4～6 周龄，火鸡 3～12 周龄易感性最强，死亡率也最高。许多鹑鸡类都是火鸡组织滴虫的宿主。火鸡、鹧鸪和翎鸽、松鸡均可严重感染组织滴虫病，并发生死亡；鸡、孔雀、珍珠鸡、北美鹑和雉也可被感染，但很少呈现临诊症状。

三、症状与病变

(一)症状

本病是由于组织滴虫钻入盲肠壁繁殖后进入血流和寄生于肝脏所引起的。组织滴虫病的潜伏期为7～12天，最短为5天，最常发生在第11天。病鸡表现精神不振，食欲减少以至废绝，羽毛蓬松，翅膀下垂，闭眼，畏寒，下痢，排淡黄色或淡绿色粪便，严重者粪中带血，甚至排出大量血液。病的末期，有的病鸡因血液循环障碍。鸡冠发绀，因而有"黑头病"之称。病程通常为1～3周。病愈康复鸡的体内仍有组织滴虫，带虫者可长达数周或数月。成年鸡很少出现症状。

(二)病变

组织滴虫的主要病变发生在盲肠和肝脏，引起盲肠炎和肝炎，故有人称本病为盲肠肝炎。一般仅一侧盲肠发生病变。在感染后的第8天，盲肠先出现病变，盲肠壁增厚和充血。从黏膜渗出的浆液性和出血性渗出物充满盲肠腔，使肠壁扩张；渗出物常发生干酪化，形成干酪样的盲肠肠芯。随后盲肠壁溃疡，有时发生穿孔，从而引起全身的腹膜炎。肝脏病变常出现在感染后的第10天，肝脏肿大，呈紫褐色，表面出现黄色或黄绿色的局限性圆形的、下陷的病灶，直径达1 cm，豆粒大至指头大（图5-4-6）。下陷的病灶常围绕着一个成同心圆的边界，边缘稍隆起。在成年火鸡和鸡，肝的坏死区可能融成片，形成大面积的病变区，而没有同心圆的边界。

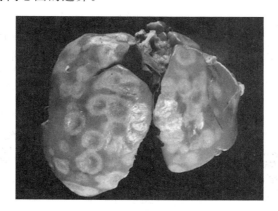

图 5-4-6 组织滴虫感染引起的肝脏病变

四、诊断

在一般情况下，根据组织滴虫病的特异性肉眼病变和临诊症状便可诊断。但在并发有球虫病、沙门氏菌病、曲霉菌病或上消化道毛滴虫病等时，必须用实验室方法检查出病原体方可确诊。

病原检查的方法是采集盲肠内容物，用加温至40℃的生理盐水稀释后，做成悬滴标本镜检。如在显微镜旁放置一个白热的小灯泡加温，即可在显微镜下见到能活动的火鸡组织滴虫。

五、治疗与预防

由于组织滴虫是通过异刺线虫卵传播的，所以有效的预防在于减少或杀灭这些虫卵。阳光照射和排水良好的鸡场可缩短虫卵的活力，因而利用阳光照射和干燥可最大限度地杀灭异刺线虫虫卵。雏鸡应饲养在清洁而干燥的鸡舍内，与成年鸡分开饲养，以避免感染本病。另外，应对成年鸡进行定期驱虫，且鸡与火鸡一定要分开进行饲养管理。

对鸡的组织滴虫病可用药物进行防治，常用的药物有下列几种：

(1)甲硝唑(灭滴灵)：治疗用 0.2‰，混于饲料，每天 3 次，连用 5 天。

(2)二甲硝咪唑：治疗用 0.6‰～0.8‰，混于饲料，疗程不得超过 5 天，不要喂正在产蛋的鸡群；预防用 0.15‰～0.2‰，混入饲料，休药期为 5 天。

(3)卡巴肿：预防用 0.15‰～0.20‰，混于饲料，休药期为 5 天。

(4)异丙硝咪唑：治疗用 0.25‰。混入饲料，疗程 7 天；预防用 $6.25×10^{-4}$，混于饲料，休药期为 4 天。

项目五　技能训练

任务一　血液原虫检查

寄生于血液中的伊氏锥虫、梨形虫和住白细胞虫，一般可采血检查。采血部位：牛、羊、猪、犬、猫和兔均可选用耳静脉，小白鼠取尾尖，禽类取翅静脉。

检查方法有以下几种。

一、直接镜检法

将采出的血液滴在洁净的载玻片上，加等量的生理盐水与之混合，加上盖玻片，立即放显微镜下用低倍镜检查，发现有运动的可疑虫体时，可再换高倍镜检查。为增加血液中虫体活动性，可以将玻片在火焰上方略加温。此法适用于检查伊氏锥虫。

二、涂片染色镜检法

1.涂片

(1)采血部位用酒精棉球消毒，再用消毒针头采血，滴于洁净的载玻片一端；

(2)另取一块边缘光滑的载玻片，作为推片。先将此推片的一端置于血滴的前方，然后稍向后移动，触及血滴，使血均匀分布于两玻片之间，形成一线；

(3)推片于载玻片形成 30°～45°，平稳快速向前推进，使血液沿接触面散布均匀，即形成血薄片；

(4)抹片后，自然干燥，滴加甲醇固定。

血涂片制作图，见图 5-5-1。

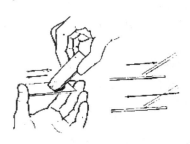

图 5-5-1　血涂片制作图

2. 染色

（1）姬姆萨染色

①姬姆萨染料配制：

a. 姬姆萨红染料（粉末）0.5 g 或 7.5 g。

b. 甲醇 33 mL 或 500 mL。

c. 甘油 33 mL 或 500 mL。

先将姬姆萨染料放入乳钵中，逐渐倒入甘油，并研磨均匀，置于 56℃ 水温箱内，90～120 min，然后加入甲醇，摇匀后放置数天，过滤后或不过滤即可使用。此染液放置室温阴暗处，时间越长越好。

②染色过程：血片经甲醇固定后，放置姬姆萨使用液 15～30 min（过夜效果更好），取出后，用洁净的水冲洗，自然干燥后，油镜镜检。

（3）瑞氏染色

①瑞氏染液配制：瑞氏染料（伊红和美蓝）0.2 g，置棕色试剂瓶中，加入甘油 3 mL，盖紧瓶塞，充分摇匀后，再加入甲醇 100 mL，室温放置。

②染色过程：取已干燥的血涂片（不需用甲醇固定），滴加瑞氏染液覆盖血膜，静置 2 min，加入等量缓冲液，用吸球轻轻吹动，使染液与缓冲液充分混匀，放置 5～10 min。倾去染液，然后用水冲洗，血片自然干燥后即可镜检。

涂片染色镜检法适用于各种血液原虫。

三、离心集虫法

当血液中的虫体较少时，可先进行离心集虫，再行制片检查。其操作方法是：在离心管中加 2% 的柠檬酸生理盐水 3～4 mL，再加血液 6～7 mL；混匀后，以 500 r/min 离心 5 min，使其中大部分红细胞沉降；将含有少量红细胞、白细胞和虫体的上层血浆，用吸管移入另一离心管中，补加一些生理盐水，以 2 500 r/min 的速度离心 10 min，取其沉淀制成抹片，染色检查。此法适用于检查伊氏锥虫和梨形虫。

任务二　粪便原虫检查

寄生于消化道的原虫（如球虫、隐孢子虫、结肠小袋纤毛虫等）都可以通过粪便检查来确诊。检查时，要求粪便新鲜、盛粪便的容器要干净，并防止污染及干燥。采用各种镜检方法之前，可以先对粪便进行观察，看其颜色、稠度、气味、有无血液等，以便初步了解宿主感染的时间和程度。

一、球虫卵囊检查法

1. 检查方法

根据所采取的方法不同，粪便内球虫卵囊的检查方法分为直接涂片法、漂浮法、尼龙筛兜淘洗法等（操作方法同粪便内蠕虫虫卵检查法）。

2. 注意事项

（1）因大部分球虫卵囊直径小于 40 μm，若使用尼龙筛兜淘洗法时，虫卵可以通过 260 目网筛筛孔，故应取滤液，待其沉淀或离心后，吸取沉渣检查。

（2）当需要鉴定球虫的种类时，可将浓集后的卵囊加 2.5% 的重铬酸钾溶液，在 25℃ 温箱中培养，待其孢子形成后进行观察。

（3）在生产实践当中，为了推测动物体内球虫的感染强度、判断抗球虫药物的疗效、评价疫苗的免疫保护性，通常要进行卵囊的计数，即克粪样中球虫卵囊数值（OPG）。常用的方法有血球板计数、载玻片计数、麦克马斯特计数等。

3. 计数方法

（1）血球板计数法

①取 1 g 粪样，溶于 10 mL 水中，制成 10 倍稀释液。

②经充分搅拌均匀后，取粪液 1 滴置血球计数板中，在低倍显微镜下计算计数室四角 4 个大方格（每个大方格又分成 16 个中方格）中球虫卵囊总数，除以 4 求其平均值，乘 10^4 即为 1 mL 液体的卵囊数，然后再乘 10 即为 OPG 值。

③为了数据的可靠性，可以重复几次计数，算其平均（OPG＝$a \times 10^5$，a 代表 4 个大方格卵囊平均数值）。

（2）载玻片计数法

①取 1 g 粪样，溶于 10 mL 水中，制成 10 倍稀释液。

②取 0.05 mL（50 μL）置于载玻片上，盖上盖玻片后，计算整个卵囊数（OPG＝$b \times$ 200，b 代表整个卵囊数值）。

（3）麦克马斯特法计数法

①取 5 g 粪样，溶于 50 mL 水中搅匀成均匀粪液。

②取 1 mL 稀释粪液加入 5 mL 饱和盐水中，充分混匀。

③吸取②中混匀粪液注入麦氏计数室里，置显微镜上，静置 5 min，计数 1 cm^2 方格内的虫卵总数，求出两个刻度室中虫卵数的平均数，再乘 400 即为 OPG 值。

二、隐孢子虫卵囊检查法

隐孢子虫卵囊的采集与球虫相似，但其比球虫小，可采用饱和蔗糖溶液漂浮法收集粪便中的卵囊，油镜观察，或加以染色后再油镜镜检。

1. 饱和蔗糖溶液漂浮法

取粪样 5～10 g，加 5 倍自来水搅匀，60 目筛网过滤，滤液以 2 500～3 000 r/min 速度离心 10 min，弃上清液，按粪样量的 10 倍体积加饱和蔗糖液（蔗糖 500 g，蒸馏水 320 mL，石炭酸 9 mL），搅匀后以 2 000 r/min 离心 10 min，然后用小铁丝环蘸取漂浮液表层涂片，以 1 000 倍油镜镜检。

2. 抗酸染色法

取粪样 5～10 g，加 5 倍水搅匀，60 目尼龙筛过滤，将滤液涂片，自然干燥或采用火焰快速干燥，在涂片区域滴加改良抗酸染色液第一液（碱性复红 4 g，95％酒精 20 mL，石炭酸 8 mL，蒸馏水 100 mL），以固定玻片上的滤液膜，5～10 min 后用水冲洗，再滴加第二液（98％浓硫酸 10 mL，蒸馏水 90 mL），5～10 min 后用水冲洗，滴加第三液（0.2 g 孔雀绿，蒸馏水 100 mL）1 min 后水洗，自然干燥后以油镜观察。卵囊染成橘红色，背景为蓝色。有些杂质可能也染成橘红色，应加以区分。

三、结肠小袋纤毛虫检查法

当猪等动物患结肠小袋纤毛虫病时，在粪便中可查到活动的虫体（滋养体），但是粪便中的滋养体很快会变为包囊。检查时取新鲜的稀粪一小团，放在载玻片上加 1～2 滴温热的生理盐水混匀，挑去粗大的粪渣，盖上盖玻片，在低倍镜下检查时即可见到活动的虫体。也可以滴加碘液(碘 2 g，碘化钾 4 g，蒸馏水 1 000 mL)进行染色，若粪样中有肠小袋纤毛虫，则其细胞质染成淡黄色。

任务三　球虫卵囊分类鉴定

临床上，感染疾病的球虫较多，可以通过以下方法进行分类检查。

一、检查内生发育阶段虫体

最好通过病鸡进行直接的尸体剖检来诊断球虫病，因为鸡只在死后 1 h 或更长的时间，小肠能迅速发生死后变化而影响对各种球虫特征性病变的识别。在剖检时，需要对全部肠段进行认真检查，找出病变部位。仔细除去表层的血液和黏液后，刮取少量的黏膜，放在载玻片上，加 1～2 滴生理盐水，充分调和均匀，加盖玻片后用高倍镜观察，如观察到大量球形的像剥了皮的橘子形的裂殖体以及呈香蕉形或月牙形的裂殖子和圆形的卵囊，即可初步诊断为球虫病。观察到特大型的裂殖体(约 60 μm)，即可诊断为毒害艾美耳球虫；观察到小而圆的卵囊(鸡球虫种类中最小者)，即可诊断为和缓艾美耳球虫；观察球虫卵囊特别大且又有大量的小裂殖体寄生于肠道时，即可诊断为巨型艾美耳球虫。

二、卵囊计数

卵囊计数主要用于计算每克粪便或每克垫料中卵囊的数量(简称 OPG)，也可用于实验室内收集的卵囊悬液和球虫疫苗保存液中的卵囊数量。常用的方法为麦克马斯特法和血球计数板法。这两种方法操作者十分简便，在实际生产上和实验室研究中被广泛使用。依据 OPG 数值可估测某一鸡场鸡球虫污染和疾病流行的概况。具体操作方法见本学习情境的任务二。

三、鸡球虫感染的病变记分

病变的严重性通常是和鸡摄入卵囊数量成比例的，并且与增重和记分等指标相关。最常用的记分方法是由 Johnson 和 Reid(1970)设计的病变记分法。在临床上，病变记分对于测量感染的严重性也十分有用；如果卵囊和药物的剂量都是指定的，虫种也是已知的，则病变记分是可预见的。通常需将小肠分为 4 段来记分，包括：十二指肠拌的小肠上段、小肠中段(卵黄蒂上端及下端各 10 cm 的肠道)、小肠下段和直肠、盲肠。

(1)混合感染情况下肠道病变记分。

0 分：无肉眼可见病变。

＋1 分：有少量散在病变。

＋2 分：有较多稀疏的病变，如多处肠区被感染和有柔嫩艾美耳球虫感染引起的盲肠出血。

＋3 分：有融合性大面积病变，一些肠壁增厚。

＋4 分：病变广泛融合，肠壁增厚。柔嫩艾美耳球虫感染，可见大型盲肠芯；巨型艾美耳球虫感染，可见肠内容物带血。

(2)单个虫种感染情况下肠道病变记分。

①柔嫩艾美耳球虫(感染后第 5～7 天)。两侧盲肠病变不一致时，以严重的一侧为准。

0 分，无肉眼可见病变。

＋1 分：盲肠壁有很少量散在的瘀点，肠壁不增厚，内容物正常。

＋2 分：病变数量较多，盲肠内容物明显带血，盲肠壁稍增厚，内容物正常。

＋3 分：盲肠内有多量血液或有盲肠芯（血凝块或灰白色干酪样的香蕉形块状物），肠壁肥厚明显，盲肠中粪便含量少。

＋4 分：因充满大量血液或肠芯而盲肠肿大，肠芯中含有粪渣或不含。死亡鸡记＋4 分。

柔嫩艾美耳球虫病变记分，见图 5-5-2。

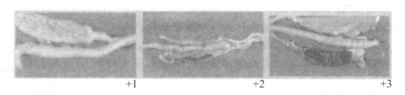

+1　　　　+2　　　　+3

图 5-5-2　柔嫩艾美耳球虫病变记分

②毒害艾美耳球虫（感染后第 5～7 天）。

0 分：无肉眼可见病变。

＋1 分：从小肠中部浆膜面看有散在的针尖状出血点或白色斑点，黏膜损伤不明显。

＋2 分：从小肠中部浆膜面看有多量的出血点，也可见到中部肠管稍充气。

＋3 分：小肠腔有大量出血，肠内容物含量少，黏膜面粗糙，增厚，有许多针尖状出血点，小肠明显增粗但长度明显缩小，浆膜面见有红色或白色斑点。

＋4 分：小肠因严重出血而呈暗红色、褐色，大部分肠管气胀明显，黏膜增厚加剧，肠腔内充满血液和黏膜组织的碎片。从浆膜面看，在感染部位组织见到白色或红色病状，在死亡鸡只病灶为白色和黑色，呈"白盐与黑胡椒"之外观，有些情况，可见到寄生性肉芽肿，肠管增粗 1 倍，长度缩短 1 倍。死亡鸡记＋4 分。

毒害艾美耳球虫病变记分，见图 5-5-3。

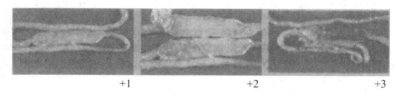

+1　　　　+2　　　　+3

图 5-5-3　毒害艾美耳球虫病变记分

③巨型艾美耳球虫（感染后第 6～7 天）。

0 分：无肉眼可见病变。

＋1 分：小肠中段浆膜面隐约可见出血点，肠腔中有少量橘黄色黏液，肠管形状不见异常。

＋2 分：小肠中段浆膜面有多量出血点，肠腔中见有多量橘黄色黏液，肠壁增厚。

＋3 分：小肠充气，壁增厚。黏膜面粗糙，小肠内容物含有小血凝块和黏液。

＋4 分：小肠充气明显，肠壁高度增厚，肠内容物含有大量血凝块和红褐色血液。病死鸡记＋4 分。

巨型艾美耳球虫病变记分，见图 5-5-4。

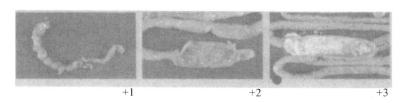

+1　　　+2　　　+3

图 5-5-4　巨型艾美耳球虫病变记分

④堆型艾美耳球虫(感染后第 5～7 天)。

0 分:无肉眼可见病变。

+1 分:十二指肠浆膜面有散在的白色斑,每平方厘米不超过 5 处。

+2 分:白色斑增多但不融合,形成白色梯形条纹状外观,3 周龄以上的鸡,病变可扩展到十二指肠下 20 cm,肠壁不增厚,内容物正常。

+3 分:白色病灶增多且融合成片,小肠壁增厚,内容物呈水样,病变蔓延到卵黄囊憩室之后。

+4 分:被感染的肠绒毛缩短融合,使十二指肠和小肠黏膜呈灰白色,肠壁高度肥厚,肠内容物呈奶油状。死亡鸡记+4 分。

堆型艾美耳球虫病变记分,见图 5-5-5。

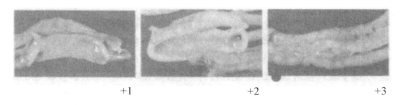

+1　　　+2　　　+3

图 5-5-5　堆型艾美耳球虫病变记分

四、虫种鉴定

虫种鉴定,既在实验研究和学术上具有十分重要的意义,同时又在各地区抗球虫药和疫苗免疫程序的选择上具有重要的实用价值。但用单一的简便方法难以准确鉴定 9 个虫种。因此,Williams 等(1996)建议采用 5 种方法对公认的 7 种球虫进行鉴定,其中每种球虫至少需用 2 种方法定种。这 5 种方法是:

(1)卵囊形态观察。

(2)肠道病变检查(参阅本节病原体部分)。

(3)酶电泳法。

(4)鸡胚传代。

(5)潜在期的测定。

任务四　弓形虫的检查

一、直接涂片法

1. 血涂片的制作

参照本学习情境的任务一。

2.涂片

参照本学习情境的任务一。

3.染色

参照本学习情境的任务一。

4.镜检

涂片染色后，在油镜下观察，可见月牙形或梭形虫体，核为红色，胞质为蓝色，即为弓形虫滋养体（速殖子）。镜检时，血膜中有一些与滋养体形态类似的物质，应注意区别。如染料小渣粒有红也有蓝，可黏附于红细胞上；或有单个的血小板附着于红细胞上，易被误认为大滋养体。但这些物体均在红细胞之上，通过调节精细螺旋可发现它们与红细胞不在同一水平。镜检可见许多香蕉形，一端稍尖，一端钝圆，核偏，位于钝圆一端的小体，即为弓形虫的滋养体。

为了避免漏诊，1张涂片至少要看 5 min，才能作出报告；两种染色方法比较，瑞氏染色速度快，适于检验，但较易褪色，保存时间不长；直接涂片法阳性检出率不高。

二、集虫检查法

取被检动物肝、肺、淋巴结等组织 3～5 g，研碎后加 10 倍生理盐水混匀，2 层纱布过滤，500 r/min 离心 3 min，取上清液 2 000 r/min 离心 10 min，取其沉淀做压滴标本或涂片染色（染色方法同直接涂片法）检查。

三、动物接种

取被检动物的肺、肝、淋巴结等研碎，加 10 倍生理盐水，每毫升加青霉素 1 000 IU 和链霉素 100 mg，在室温下放置 1 h，接种前振荡，待颗粒沉底后，取上清液接种于小鼠（或家兔）腹腔，每只接种 0.5～1.0 mL。接种后观察 20 天，若小鼠出现被毛粗乱、呼吸急促的症状或死亡，取腹腔液或脏器做涂片染色镜检。初代接种的小鼠可能不发病，可用被接种小鼠的肺、肝、淋巴结等组织按上述方法制成乳剂盲传 3 代，可能从病鼠腹腔液中发现滋养体。本试验适用于弓形虫滋养体的检测。

四、体外培养

鸡胚原代细胞培养适用于弓形虫的检测。

（1）配液：制备细胞前先在 Hank's 液中加青霉素、链霉素，使其含量为青霉素 100 IU/mL，链霉素 100 μg/mL，调整 pH 至 7.2～7.4。将胰蛋白酶液调整 pH 7.6，置 37℃ 水浴锅中预热备用。

（2）鸡胚的取出及剪碎：将胚蛋气室端向上直立于蛋座上，用碘酊消毒气室，以消毒的镊子打去蛋壳，无菌揭去绒毛尿囊膜和羊膜，取出胚胎于灭菌平皿中。剪去头部、翅、爪及内脏，用 Hank's 液洗去体表血液，移入灭菌三角瓶中，用灭菌剪刀剪碎鸡胚，使其成为约 1 mm³ 大小的碎块，加 5 mL Hank's 液轻摇，静置 1～2 min，使其组织块下沉。吸去上层悬液，依同法再洗 2 次，直至上悬液不混浊为止，吸干 Hank's 液留组织。

（3）消化：自水浴锅内取出预热的胰酶，按组织块量的 3～5 倍加入三角瓶中，1 个鸡胚约需 5 mL 胰酶，三角瓶上加塞，以免 CO_2 挥发及污染。37℃ 水浴消化约 20 min，每隔 5 min 轻轻摇动 1 次；由于胰酶作用，使细胞与细胞之间的氨基和羧基游离，待液体变混而稍稠，此时再轻摇可见组织块悬浮在液体内而不易下沉时，中止消化。如继续消化下去可破坏细胞膜而不易贴壁生长，如果消化不够，则细胞不易分散。

(4)洗涤：取出三角瓶后静置 1 min，让组织块下沉后，吸去胰酶液，用 10 mL Hank's 液反复轻洗 3 次，以洗去胰酶，吸干上清液，留组织块。

(5)吹打：加 2 mL 含血清的 0.5％水解乳蛋白营养液或 MEM 培养液，以粗口吸管反复吹口瓶壁形成细胞悬液。

(6)细胞计数：取上述细胞悬液 0.5 mL 加入 0.1％结晶紫—柠檬酸(0.1 mol/L)溶液 2 mL，置室温或 37℃温箱中 5～10 min，充分振动混合后，用毛细管吸取滴入血细胞计数板内，在显微镜下按白细胞计数法计数，计算四角大格内完整细胞的总数。如 3～5 个聚集在一起，则按 1 个计算，然后将细胞总数按下法换算成每毫升中的细胞数。

$$每毫升细胞悬液细胞数 = (四大格细胞总数/4) \times 10^4 \times 稀释倍数$$

例如：四大格的细胞总数为 284 个，而稀释倍数为 5(0.5 mL 染色液)，则每毫升细胞悬液的细胞数为 $(284/4) \times 10^4 \times 5 = 3.55 \times 10^6$(个)。

计数时，如大部分细胞完整分散，3～5 个细胞成堆，且细胞碎片很少，说明消化适度；如分散细胞少，则消化不够；如细胞碎片多，则消化过度。

(7)稀释：按照每毫升 50 万～70 万个细胞密度的标准，将细胞悬液用营养液稀释。

(8)分装培养：分装于链霉素瓶中，每瓶约 1 mL，瓶口橡皮塞要塞紧。不合适者弃去，以免漏气造成污染或 CO_2 跑掉而营养液变碱。将细胞瓶横卧于培养盘中，于瓶上面划一直线，以表示直线的对侧面为细胞在瓶内的生长位置。瓶上注明组别、日期，置 37℃温箱培养，4 h 后细胞即可贴附于瓶壁，24～36 h 生长成单层细胞。

(9)接种：吸去培养液，接种无菌处理的被检动物组织悬液，加维持液，观察细胞病变以及培养物中的虫体。如未发现虫体，盲传 3 代。涂片检查显示，早期虫体多呈卵圆形，继之出现椭圆形或新月形。

细胞培养对玻璃器皿洗涤要求严格，彻底洗涤后用蒸馏水冲洗，再用双蒸水冲洗，干燥灭菌后备用。所有的溶液都要用双蒸水配制，所用药品试剂要用分析纯试剂，严格要求无菌操作。

●●●●● 复习与思考

1. 名词解释

二分裂　裂殖生殖　裂殖体　裂殖子　外出芽生殖　内出芽生殖　配子生殖　滋养体

2. 选择题

某牛群有 10 只牛发病，临床表现为精神沉郁，行动迟缓，结膜和虹膜苍白，均发生高热(40～42℃)，且心律不齐，第二心音消失，呼吸加快，个别病牛有血尿症状，血液稀薄，颜色为浅陈醋色，且血凝不良。

①根据临床症状，下列哪种疾病应排除？(　　　)

A. 疥螨　　　　　　　　　　　　　　B. 双芽巴贝斯虫

C. 巴贝斯虫　　　　　　　　　　　　D. 附红细胞体

②如果用血液涂片法检查，发现在红细胞内有成对的梨籽形的虫体，不需要采用以下哪种预防措施？(　　　)

A. 加强灭蜱　　　　　　　　　　　　B. 隔离病牛

C. 对引进牛严格检疫　　　　　　　　D. 排泄物无害化处理

③如果用血液涂片法检查，发现在红细胞内有成对的梨籽形的虫体，不需要采用的治疗手段是（　　）。

A. 用解热镇静药物退热　　　　　　　B. 补充能量和体液

C. 辅以健胃　　　　　　　　　　　　D. 用抗生素重点治疗

3. 简答题

(1)简述原虫的基本形态构造。

(2)原虫的有性生殖和无性生殖有哪些方式？

(3)简述鸡球虫病的流行病学特点、症状、病例变化、诊断和防治措施。

(4)简述弓形体五种虫型的形态构造及寄生部位。

(5)简述球虫的分类和生活史。

(6)简述双芽巴贝斯虫的形态和生活史。

(7)简述弓形虫的生活史。

(8)简述环形泰勒虫病的诊断和防治方法。